JN095310

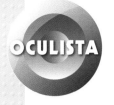

編集企画にあたって…

　将来を担う子どもたちのために私たち大人が「今，何ができるか？」「今，何をすべきか？」を考え，行動することが求められている．もちろん色々な領域の分野でさまざまな立場の大人たちが取り組むべき内容は多々あるが，私たち眼科医はやはり人生100年のこの時期において(国連での推計では，2007年に生まれた子どもたちの半数は107歳まで生きるであろうといわれている)子どもたちの眼の健康管理に努めることが大切である．

　公衆衛生の1つとしての学校保健にて日本のすべての児童生徒等がライフステージにおいて学齢期である時期に疾病を予防，発見，治療することは，その後の生涯の健康維持に非常に重要な意味を持つ．世界的にみても我が国の学校保健はすべての子どもたちの健康管理ができる素晴らしいシステムである．

　学校保健＝学校健診と捉えられがちであるが，学校保健は健診活動のみならず健康教育や啓発等，多岐にわたっている．この度，この多岐にわたる眼科学校保健関連の各分野について第1人者の眼科医に最近の動向もしっかりと見据えご執筆いただいた．

　眼科学校保健総論をはじめ，増加が大変危惧されている児童生徒等の近視関連，弱視・斜視における最近の動向，外眼部疾患，コンタクトレンズの使用状況と啓発活動，スポーツ眼外傷等，さらにGIGA構想により学校でのデジタル機器端末使用が1人1台時代に突入し，注目されているICT活用と眼についても新たに項目を設けた．さらに多様性への理解が進みつつある現代ではあるが，眼科学校保健の分野においても色覚対応，ロービジョン，そして心因性視覚障害や発達障害児童等への適切な対応が求められており，今回わかりやすくご解説いただいた．

　このたびのOCULISTA「眼科医のための学校保健ガイド―最近の動向―」を通し，眼科学校医の資質の向上と学校保健の活性化，そして何よりも将来を担う子どもたちのためにも地域医療の大きな柱である眼科学校保健の大切さについてすべての眼科医に興味を持っていただき，さらに理解いただけることを願って止まない．

2021年8月

柏井眞理子

KEY WORDS INDEX

稲葉　純子
（いなば じゅんこ）

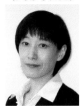

1998年	国立香川医科大学(現,国立香川大学)卒業 京都府立医科大学眼科学教室入局
2000年	京都府立与謝の海病院(現,京都府立北部医療センター)眼科・京都府立医科大学,併任助手
2003年	市立福知山市民病院眼科
2004年	同,医長
2009年	いなば眼科クリニック,院長
2017年	京都ロービジョンネットワーク,運営委員(併任)

柏井真理子
（かしい まりこ）

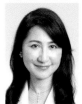

1983年	京都府立医科大学卒業 同大学眼科学教室入局
1985年	京都市立病院眼科
1987年	京都府立医科大学眼科学教室,助手
1992年	医療法人柏井医院
2006年	京都府医師会,理事
2012年	日本眼科医会,理事
2014年	同,常任理事 日本医師会学校保健委員会,委員
2017年	日本小児眼科学会,理事

富田　香
（とみた かおる）

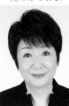

1980年	慶應義塾大学卒業 同大学眼科学教室入局
1982年	国立東京第二病院眼科(現,国立病院機構東京医療センター)
1983年	国立小児病院眼科(現,国立成育医療研究センター)
1986年	北里研究所病院眼科
1987年	平和眼科
2009年	杏林大学眼科学教室,非常勤講師

宇津見義一
（うつみ よしかず）

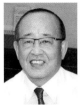

1978年	北里大学卒業 慶應義塾大学眼科入局
1986年	社会保険埼玉中央病院眼科,部長
1988年	済生会神奈川県病院眼科,医長
1990年	宇津見眼科医院,院長 慶應義塾大学眼科,非常勤講師
2000年	社団法人日本眼科医会,理事
2001年	北里大学眼科,非常勤講師
2002年	社団法人日本眼科医会,常任理事
2004年	国際医療福祉大学視機能療法学科,非常勤講師
2012年	日本コンタクトレンズ学会,理事
2014年	神奈川県眼科医会,副会長 横浜市眼科医会,会長
2020年	神奈川県眼科医会,会長

金井　秀美
（かない ひでみ）

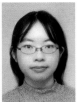

2017年	東京医科歯科大学卒業 同大学医学部付属病院,研修医
2019年	同病院眼科
2020年	青梅市立総合病院眼科

原　祐子
（はら ゆうこ）

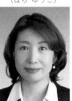

1995年	愛媛大学卒業 同大学眼科学教室入局
1999年	愛媛労災病院眼科
2002年	愛媛大学眼科,助手
2009年	同,講師 同大学屈折矯正センター,センター長
2017年	同大学地域眼科学,准教授

枝川　宏
（えだがわ ひろし）

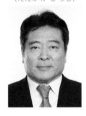

1982年	北里大学卒業 同大学眼科入局
1989年	同大学大学院研究科外科系専攻博士課程修了 医学博士
1990年	平野総合病院眼科 平成医療専門学院視能訓練学科長
1996年	えだがわ眼科クリニック開設
2000年	東京女子医科大学東医療センター,非常勤講師
2001年	国立スポーツ科学センター,非常勤
2018年	順天堂大学眼科,非常勤講師 国立スポーツ科学センター,客員研究員

佐藤　美保
（さとう みほ）

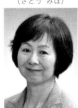

1986年	名古屋大学卒業
1993年	同大学大学院外科系眼科学満了
1993〜95年	米国 Indiana 大学小児眼科斜視部門留学
2002年	浜松医科大学眼科学,助教授(准教授)
2011年	同,病院教授

宮浦　徹
（みやうら とおる）

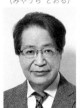

1977年	日本医大学卒業 大阪大学眼科学教室入局
1979年	大阪警察病院眼科
1981年	大阪船員保険病院眼科(現,大阪みなと中央病院)
1986年	吹田市にて宮浦眼科開設,院長
2004年	日本眼科医会,理事(学校保健担当)
2018年	同学校保健委員会,委員長

宮本　裕子
（みやもと ゆうこ）

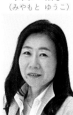

1984年	近畿大学卒業 同大学眼科入局
1989年	同,助手
1993年	同,講師
2000年	医療法人瞳心会若山眼科,院長 近畿大学眼科,非常勤講師
2003年	アイアイ眼科医院,院長

眼科医のための学校保健ガイド—最近の動向—

編集企画／柏井医院院長　柏井真理子

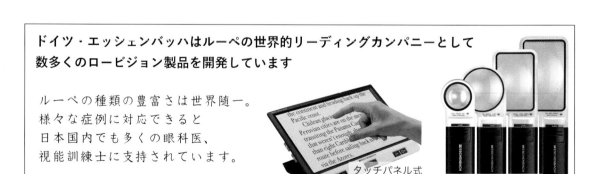

Monthly Book

OCULISTA

編集主幹／村上 晶　高橋 浩　堀 裕一

No.103 / 2021. 10 ◆目次

CONTENTS

「OCULISTA」とはイタリア語で眼科医を意味します．

Monthly Book

OCULISTA
オクリスタ

2020.**3**月増大号

No. **84**

眼科鑑別診断の勘どころ

眼科における**鑑別診断にクローズアップした増大号！**
日常診療で遭遇することの多い疾患・症状を中心に、**判断に迷ったときの**
鑑別の**"勘どころ"**をエキスパートが徹底解説！

編集企画

柳　靖雄 旭川医科大学教授

2020年3月発行　B5判　182頁　定価5,500円（本体5,000円＋税）

目次

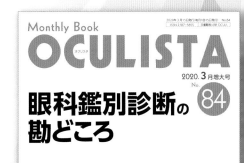

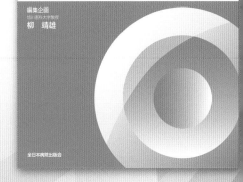

全日本病院出版会
www.zenniti.com

〒113-0033 東京都文京区本郷 3-16-4　Tel：03-5689-5989
Fax：03-5689-8030

MB OCULI. No. 103：1−8, 2021

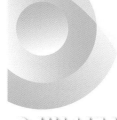

特集／眼科医のための学校保健ガイド―最近の動向―

眼科学校保健総論　学校健診
―学校医の役割―

柏井眞理子*

OCULISTA

Key Words： 学校保健(school health)， 定期健康診断(school regular medical examination)， 健康教育(health education program)， 事後措置(post-measures health check)， 学校保健安全法(school health and safety act low)

Abstract：我が国の学校保健は約 140 年の歴史を有し， 児童生徒等の健康の保持増進に大きな役割を果たしてきた． 学校保健は， 母子保健， 産業保健等と合わせ公衆衛生の１つである． ライフステージにおいて学齢期である時期に疾病を予防， 発見， 治療することは， その後の国民の生涯を通じた心身両面の健康づくり， 健康寿命の延伸にとって極めて重要な意味を持つ． そのなかで眼科医は地域医療の１つとして眼科学校医としての積極的な活動が求められている． 学校医の職務は， 学校保健安全法成功規則第二十二条に示されており， 定期健康診断のみならず， 保健教育や保健活動をはじめ眼の健康に関して学校保健委員会や地域での啓発活動等も大変重要である． 学校医の役割をしっかりと果たすには， 時代のニーズにあった活動や新しい知識の習得を含め不断の研鑽が必要である．

はじめに

　日本眼科医会(以下， 日眼医)の調査[1]によれば日眼医の A 会員(診療所開設者)のおよそ８割は眼科学校医の職務に従事している． 一方， 同調査で全国の公立の小中高校での眼科学校医設置率は， 小学校 78.8％， 中学校 79.0％， 高等学校 75.1％となっている(図 1)． 眼科学校保健は将来を担う学齢期の児童生徒等の眼の健康を守るという意味で非常に大切であり， また地域での眼科医療の活性化にも不可欠である． 社会環境の変化は著しく， それに伴う生活環境や様式の変化， 児童生徒等への健康にも大きな影響を及ぼしている． このような時代で眼科学校医の役割はますます多岐にわたってきた． 詳細は， 次稿以降の各論にて述べられるが， 我々眼科医は新しい知識を習得し， 児童生徒等の眼の状態や課題をしっかりと把握し対応すること， また学校保健活動の１つとして眼の健康に対し児童生徒等や学校関係者， そして社会に対して啓発することが求められる．

　また今後は時代の変遷に応じ， 先人たちの努力のもとしっかりと築かれてきた眼科学校保健をより良いものにするために， 健康診断の実施方法をはじめ， 学校保健の在り方をしっかりと検討していく必要があると思われる． まず序奏として学校保健の基本， 位置づけ等， 法的な根拠も含め本稿で述べる．

学校保健とは

　我が国の学校保健は， 明治５年の学制発布と同時に始まり， 約 140 年の歴史を有し児童生徒等の健康の保持増進に大きな役割を果たしてきた． 学校保健は， 母子保健， 産業保健等と合わせ公衆衛生の１つである． 文部科学省は， 学校保健を「児童

* Mariko KASHII， 〒603-8162　京都市北区小山東大野町 50-2　柏井医院， 院長

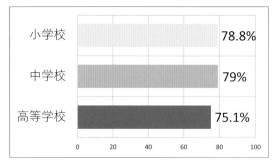

図 1. 眼科学校医設置率（公立）
（日本眼科医会：平成 29 年度調査）

生徒等の健康の保持増進を図ること，集団教育としての学校教育活動に必要な健康や安全への配慮を行うこと，自己や他者の健康の保持増進を図ることができるような能力を育成することなど学校における保健管理と保健教育である」と定義づけている．ライフステージにおいて学齢期である時期に疾病を予防，発見，治療することは，その後の国民の生涯を通じた心身両面の健康づくり，健康寿命の延伸にとって極めて重要な意味を持つ．

眼科学校保健の歴史

眼科の領域においては「明治 8 年（1875 年）東京女子師範学校の生徒に対して東京帝国大学医学部の梅 錦之丞（当時学生，後の東京大学初の日本人眼科教授）が視力検査（－0.5 D を用いた自覚的屈折検査）を実施．近視が多いことを憂い，学校への視力表の設置と毎年の視力検査の実施を唱えた」との記述がある[2]．

これが日本での眼科学校健診の始まりとされており，日本の眼科学校保健の祖は梅 錦之丞といわれている．梅 錦之丞の働きにより，学校保健法の基とされている活力検査訓令（明治 21 年（1888 年））の検査項目に体重，身長，胸囲，握力等とともに視力が入った．

その後，日清戦争（明治 27～28 年（1894～95 年））の帰還兵が持ち込んだトラホームが児童に蔓延したのは明治 30 年頃で，明治 31 年 9 月 28 日「学校伝染病予防及び消毒法」（文部省令第 20 号）が交付され，大正 8 年 8 月 28 日，トラホーム予防法が交付．学校職員により点眼治療が行われるようになった．なお同予防法は昭和 58 年に廃止され

ている．この当時は感染症対策が最重要課題の眼科学校保健であったが，現在では視機能の管理をはじめ多岐の領域にわたっている．

前述のように眼科学校保健の最初の目的が近視であったことを考慮すると，先人の見識の高さにあらためて敬服するとともに，今後の眼科学校保健の在り方をしっかりと考えていく必要を感じる．

学校保健のしくみ

学校保健＝学校健診としてとらえられがちであるが，学校保健の領域構造としては図 2 のようになっている．学校保健は大きく保健管理と保健教育に 2 分され，この両者が車の両輪のように円滑に回る必要がある．保健教育は保健指導と保健学習となり，保健管理は環境管理と健康管理（対人管理）に，健康管理には健康診断と健康相談が含まれる．健康診断とは学校保健安全法で規定された定期健康診断（毎学年の初め，6 月末まで）と臨時健康診断を指し，健康に関するスクリーニングの場である（詳細は後述）．健康相談とは，健康診断後に学校医，学校歯科医等と面談し，生活上の注意点を子どもや保護者と話し合ったり，養護教諭が保健室等において心身にかかわるさまざまな問題について相談に乗ること等も含まれる．また保健組織活動として各学校に「学校保健委員会」があり，学校保健の円滑な推進を支えている．

学校保健の運営と担当者

学校において学校保健を運営し，児童生徒等の健康支援を行う担当者を下記に示す．保健管理と保健教育が有機的に関連づけられて，その成果を上げるためには，役割分担し協力して組織的に活動を展開することが有効である．

校　長：管理者のトップとしてリーダーシップを発揮．

副校長・教頭・主幹教諭等（管理職）

学校医・学校医歯科医・学校薬剤師（学校保健安全法二十三条に規定）：専門職，非常勤，総称して「学校 3 師」という．年度当初に策定される学校保

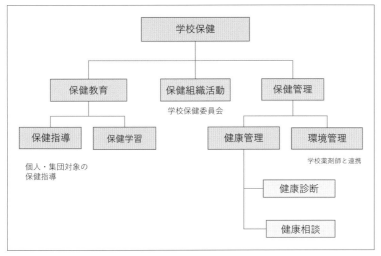

図 2. 学校保健の領域構造

健計画の立案の関与，学校保健委員会への参画を通じ学校保健に関与する．

保健主事(保健主任)：教諭または養護教諭が保健主事(保健主任)を分掌する．

養護教諭：学校保健を支える専門性を持った業種．小・中・中等教育学校・特別支援学校で必置，幼・高で配置可能．

栄養教諭・学校栄養職員

スクールカウンセラー(非常勤)

事務職員：学校保健にかかわる諸事務に携わる．

また上記に加え，近年医療的ケアが必要な子どもが増えているので，今後は看護師が学校で勤務しているケースの増加とともに，看護師との連携も増えてくると思われる．

学校保健の法的位置づけ，学校保健安全法の概要

学校保健に関する法規は，日本国憲法に始まり，教育基本法，学校教育法，地方教育行政の組織及び運営に関する法律，感染症の予防及び感染症の患者に対する医療に関する法律等，さまざまなものがあるが，最も直接関連する法律である学校保健安全法が 2009 年(平成 21 年)より施行された．本法の目的は「学校における児童生徒等及び職員の健康保持増進を図るため，学校における保健管理に関し必要な事項を定めるとともに，学校における教育活動が安全な環境において実施され児童生徒等の安全の確保が図られるよう，学校における安全管理に関し必要な事項を定め，もって

学校教育の円滑な実施とその成果の確保に資すること」としている．

学校医について

学校医の法的位置づけは学校保健安全法第二十三条に「学校には，学校医を置くものとする」とある(表1)．また同第二十三条四項に「学校医(中略)は，学校における保健管理に関する専門的事項に関し技術及び指導に従事する」とある．学校医は学校において保健管理の専門家としての活動が求められている．学校の責任者である校長や保健主事(主任)，養護教諭としっかりと連携し，アドバイザーとして実践が必要である．なお，法的には「眼科学校医」という文言は存在しない．

さらに具体的な学校医の職務としては学校保健安全法施行規則第二十二条に明記されている．表2に眼科と関連づけて示す[3]．またこれらの職務に従事したときは，その概要を学校医執務記録に記入して校長に提出するよう定められている(同施行規則第二十二第二項)．

このように学校医の活動は，毎年の定期健康診断の実施とその事後措置でだけではなく，学校保健委員会に積極的に参加し眼科学校保健に関する情報提供や啓発を，そして児童生徒等への健康教育として健康講話の実践，救急処置の対応等，多岐にわたっていることを念頭に活動すべきである．日眼医の調査[1]によれば，各学校で開催されている学校保健委員会への出務は，「ほとんど出

表 1. 学校保健安全法

（学校医，学校歯科医及び学校薬剤師）
第二十三条　学校には，学校医を置くものとする．
　二　大学以外の学校には，学校歯科医及び薬剤師を置くものとする．
　三　学校医，学校歯科医及び学校薬剤師は，それぞれの医師，歯科医師又は薬剤師のうちから
　　　任命し，又は委嘱する．
　四　学校医，学校歯科医及び学校薬剤師は，学校における保健管理に関する専門的事項に関し
　　　技術及び指導に従事する．
　五　学校医，学校歯科医及び学校薬剤師の職務執行の準則は，文部科学省令で定める．

表 2. 学校医（眼科）の主な職務[3]

学校安全法施行規則第二十二条第一項	学校医（眼科）の主な職務
1. 学校保健計画及び学校安全計画の立案に参与すること	学校保健委員会をはじめ，学校医（眼科）として次年度計画に対する要望を学校長に伝えておく．
2. 学校の環境衛生の維持及び改善に関し，学校薬剤師と協力して，必要な指導及び助言を行うこと	教室の照度・照明，プールの衛生管理（塩素濃度，ゴーグルの使用，洗眼器），教室の机・椅子の選択，教室のICT化による視環境，運動場のラインに使用する炭酸カルシウム，色のバリアフリー等について必要な指導と助言を行う．
3. 法第八条の健康相談に従事すること	視力，色覚をはじめ眼科に関連する健康相談日を設定する．眼科健診後の時間を利用しても良い．
4. 法第九条の保健指導に従事すること	健診時に例えばCLの装用指導をアドバイスすることもこれにあたる．また受診勧奨で受診した児童生徒等には事後措置として保健指導に配慮する．
5. 法第十三条の健康診断に従事すること	感染性眼疾患，その他外眼部疾患および眼位の異常等に注意する．
6. 法第十四条の疾病の予防処置に従事すること	感染症の予防と早期発見の方法を指導する．
7. 法第二章第四節の感染症の予防に関し必要な指導及び助言を行い，並びに学校における感染症及び食中毒の予防処置に従事すること	感染症発生時には出席停止（法十九条）と休業（法二十条）の要否（規則十九条）とその期間（規則二十条）などについて指導助言する．
8. 校長の求めにより，救急処置に従事すること	緊急時の電話による指導助言等も含めて，応需態勢をとっておく．
9. 市町村の教育委員会又は学校の設置者の求めにより，法第十一条の健康診断又は法第十五条第一項の健康診断に従事すること	法十一条は就学時の健康診断，法十五条は職員の健康診断である．健康教育の場として活用する．
10. 必要に応じ，学校における保健管理に関する専門的事項に関する指導に従事すること	学校保健委員会に出席して指導助言する．機会があれば児童生徒への講話，保護者への講演，教職員との懇談等を行う．

席」が約4割，「時々出席」が約2割，「ほとんど欠席」が約4割となっており，全体として出席率は芳しくない．多数の学校医を兼任している場合はすべてに出席することは時間的に厳しいとも思われるが，欠席する場合でもレポートや連絡事項等を提出し，眼科に関連する事柄を学校保健関係者に指導，啓発する等の工夫も大切である．例えば令和3年度から本格的に開始されたGIGAスクール構想のもと，1人1台デジタル端末時代に突入し，子どもたちの眼の健康が非常に危惧されているが，日眼医では文科省の協力のもと，GIGA構想下での子どもたちの眼の健康を守るため，子どもたちに受け入れられやすい漫画啓発資料「ギガっこ，

デジたん」（図3）を作成した．このような資料を元に全国の学校医が各学校で啓発活動を積極的に推進することを願っている．

定期健康診断について

1．法的根拠

　学校保健安全法第十三条第一項に，「学校においては，毎学年定期に児童生徒等の健康診断は行わなければならない」また，第二項に「学校においては，必要があるときには臨時に児童生徒等の健康診断を行うものとする」と記載されている．この条文は，昭和33年の学校保健法制定時から現在の学校保健安全法まで一貫して記載されており，

学校における健診の重要性がうかがえる.

2．目的・意義

学校健診の目的は，①学校での授業，体育活動，実習作業等，日常の学校生活への参加に支障があるかどうかについて，疾病をスクリーニングし児童生徒等の健康状態を把握する，②学校における健康課題を明らかにすることで健康教育の充実に役立てる，という2点である．学校健診の主目的である前者に加えて平成26年文科省からの通知の留意事項で後者が記載されたことを注視したい．学校健診では，発育途上の児童生徒等1人1人の経年変化に対して早期に対応できることも意義の1つといえる．さらに個々の児童生徒の指導とともに集団としての問題点を把握して，教育に反映させるものである．児童生徒等は学校健診と通じ自らの健康に注意を払い，よりいっそう健康的な生活を送るように努める良い機会であることも大きな目的であろう.

3．実　際

定期健康診断は毎年6月30日までに行い，期日までに健康診断を受けることのできなかった者については可能になったら速やかに行わねばならない(学校保健安全法施行規則第五条).

a）保健調査(予備調査)

学校保健においては，健康診断を適正かつ円滑に実施するために，健診の前にあらかじめ発育，健康状態等に関する保健調査を行うことになっている(学校保健安全法施行規則第十一条)．保健調査については平成26年4月，学校安全法施行規則の一部改正が公布され，調査の時期を，小学校入学時および必要と認めるときから，小学校，中学校，高等学校，高等専門学校においては全学年，幼稚園，大学においては必要と認めるときに変更になった(平成28年4月1日施行)．保健調査票は日本学校保健会発行「児童生徒等の健康診断マニュアル」[1]に掲載されている案を参考に各地域の教育委員会や学校関係者，医師会，眼科医会等と協議のうえ，作成されていることが多い.

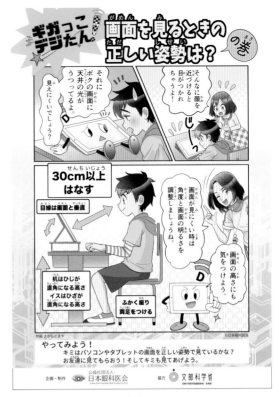

図 3.

(日本眼科医会ホームページ：子どもの目 啓発コンテンツより．https://www.gankaikai.or.jp/info/post_132.html)

〈眼に関する保健調査項目例〉

（ⅰ）視力，屈折・調節に関して

- 良く見えない(黒板の字，天候の悪いとき等)
- 見るときの態度(目を細める，上目・横目で見る，テレビを近づいて見る等)
- 眼鏡やコンタクトレンズ等の使用状況
- 眼精疲労(疲れやすい，本等を読み続けられない，頭痛がしたりする)

（ⅱ）色覚に関して

色覚の異常(色まちがいをすることがある)

（ⅲ）両眼視，眼位に関して

目つきがおかしい，左右の視線がずれることがある

（ⅳ）外眼部疾患に関して

目がかゆくなる，目やにが出る，目が赤くなる，目が乾く，涙が出ることがある

（ⅴ）既往，現症

b）予診的検査(視力)

検査方法等の詳細は日本学校保健会「児童生徒

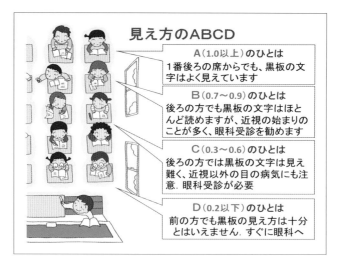

見え方のABCD

A（1.0以上）のひとは
1番後ろの席からでも、黒板の文字はよく見えています

B（0.7〜0.9）のひとは
後ろの方でも黒板の文字はほとんど読めますが、近視の始まりのことが多く、眼科受診を勧めます

C（0.3〜0.6）のひとは
後ろの方では黒板の文字は見え難く、近視以外の目の病気にも注意．眼科受診が必要

D（0.2以下）のひとは
前の方でも黒板の見え方は十分とはいえません．すぐに眼科へ

図 4．370 方式視力測定法

（文献 3 より引用）

等の健康診断マニュアル」[4]を参照のこと．一般に，視力検査は，養護教諭等学校関係者が行う予診的検査とされている．

・視力検査は，幼稚園，小学校，中学校，高等学校を対象に毎年全員に実施する．

・学校保健の持つスクリーニング的性格に基づき，より合理的かつ効率的な視力測定法として，教室での見え方を基準にした 370 方式視力測定法が広く採用されている（図 4）[3]．

・370 方式視力検査では，原則，視標「0.3」「0.7」「1.0」を使用する．各々ランドルト環 4 方向中 3 方向以上を正答した場合，「正しく判別」とする．

c）外眼部健診と眼位検査

　定期健康診断時に学校医が行う．眼科関連の健診内容としては「感染性眼疾患その他の外眼部疾患及び眼位の異常等に注意する」こととなっている（学校保健安全法施行規則第三条）．健診時に保健調査票や視力検査の結果について，また担任や養護教諭の観察等により得られた個々の情報の報告を受けながら検査を行うと，健診が効果的に能率良く進められる．また児童生徒等へ働きかけもしやすい．そのため，学校側と事前に十分打ち合わせておくと良い．

　また，感染性眼疾患が伝搬することのないように，手指衛生等に十分注意を払う必要がある．また令和 2 年から感染拡大している新型コロナ禍での学校健診は飛沫感染等も含め細心の注意が必要

となっている．

（i）外眼部健診

・感染予防に留意しつつ，感染性眼疾患その他の外眼部疾患の異常をチェックする．

・最近ではアレルギー性眼疾患の増加傾向がみられ，その診断，治療，対策等が学校保健のうえで重要である．

・コンタクトレンズ装用者にはコンタクトレンズの適切な使用方法等の指導・啓発に努める．

（ii）眼位検査

　検査法：学校医（眼科）が診察のなかで行う．

・視診，ペンライトの角膜反射

・おおい試験（カバーテスト，カバーアンカバーテスト）

・交代おおい試験（オルタネイト・カバーテスト）

・眼球運動（少なくとも 4 方向，できれば 8 方向）

・内よせ（輻湊）運動

　さらに学校健診では，すべての児童生徒等に対面で接することができるため，短時間ではあるが健康教育や健康相談的なやりとりが可能である．例えば，学校生活を送るうえで必要な視機能を確保するため，眼鏡やコンタクトレンズに関し，適切な使用を指導・助言することができる．また令和 3 年度 4 月から義務教育学校である小・中学校に各児童生徒に 1 人 1 台のデジタル端末機器が配布され，児童生徒等の目の疲労や不調等が今後増加するのではないかと危惧されている．文部科学

省「学習者用デジタル教科書の効果的な活用の在り方等に関するガイドライン」[5]では「学校健診や啓発活動などを通して，眼科学校医は学校関係者と連携の上，児童生徒の状況を確認し，必要に応じて，眼精疲労やドライアイの有無やその程度などについて，児童生徒にアンケート調査を依頼することも考慮すること」と推奨されている．眼科健診は，児童生徒等の眼の健康チェックや，児童生徒等からの眼症状の訴えを聴き，それに対し指導できる良い機会である．

d）事後措置

学校における健康診断後，21 日以内にその結果を児童生徒には保護者，学生には当人に対し，学校長は通知するとともに，以下の事後措置を行うことになっている（学校保健安全法施行規則第九条）．

1. 疾病の予防処置の実施
2. 必要な医療を受けるよう指示
3. 必要な検査，予防接種等を受けるよう指示
4. 療養のため必要な期間学校において学習しないよう指導すること
5. 特殊支援学級への編入について指導と助言
6. 学習，運動，作業の軽減，停止，変更等の実施
7. 修学旅行，対外運動競技等への参加の制限
8. 机や腰かけの調整，座席の変更及び学級編制の適正化の実施
9. その他，発育，健康状態等に応じ適当な保健指導の実施

（i）眼疾患に異常を認めた場合に対するもの

- 異常を認めた児童生徒については原則として全員に受診勧告通知を行う．
- 学校における健康診断は，児童生徒という集団を対象とするスクリーニングであり，詳細な臨床検査を基にした確定診断を目的とするものではない．
- 問題のある者，疑いのある者を選び出すスクリーニングであるが，疑われたことによる本人，家族に与える心理的影響も考慮した効率的なスクリーニングが望ましい．

（ii）視力検査結果報告と視力低下のみられた場合に対するもの

- 視力検査結果は全員に通知する．
- 受診勧告通知は裸眼視力 1.0 未満即ち，370 方式でいう A 未満で矯正眼鏡等を所持しない者，及び矯正眼鏡等は持ってはいるが，眼鏡等での視力が 1.0 未満の者，即ち 370 方式で視力 A 未満の者に通知すべきである．

  （幼稚園児では，年少児・年中児は 0.7 未満即ち，B 未満の者に通知）

  眼鏡等の使用の有無にかかわらず，児童生徒が学業を習得するに十分な視力を確保しており，学校生活に支障をきたしていないことが重要である．

e）事後措置のフォローアップ

事後措置のフォローアップは，眼科学校健診のうえで重要なものであり，眼科学校医は積極的に関与していかねばならない．まず，受診報告書の回収状況のチェックから始まり，回収された受診報告書の内容を眼科学校医がチェックしたうえで，整理記録して保健管理指導の資料とする．疾病の診断そして治療という道筋は大切であるが，その結果が学校に報告されて，教育活動に反映されねばならない．

健康診断の結果の追求が，ともすれば疎かになっており，特に視力検査で受診勧奨した例では，受診の有無，受診報告書の内容確認等，結果の追求，検討の不足が問題となっているので，視力検査結果のフォローアップには力を入れなければならない．

また講演会，学校保健委員会等あらゆる機会を利用して，視覚問題を取り上げて，学校における適切な視力についての指導，保健指導を活発化し，現状の改善を早急にはかるべく，学校保健活動を進めねばならない．日眼医では，会員向けに学校保健活動における啓発資料を作成しており，ホームページに掲載している．積極的に活用いただき，学校現場への啓発推進をお願いしたい．

表 3　養護教諭からみた学校医の理想像

- ・新しい医学知識を吸収している人
- ・教育問題に関心があり，それを正しく理解できる人
- ・学校医は，その学校の職員の一人であり，その学校の生徒の教育の一端を担っているという意識を持てる人
- ・相談しやすい人
- ・時間に正確な人
- ・生徒に対して親近感の持てる人
- ・特権意識のない人，弱者の気持ちがわかる人
- ・生徒のもつ背景を理解しようとする人
- ・自分で定年を決めることができる人

（文献 6 より引用）

まとめ

　本稿では学校保健の意義や法的裏付け，定期健康診断，そして眼科学校医の職務についてポイントのみを記載した．学校保健の分野では内科系のみならず眼科においても児童生徒等の取り巻く状況が多岐になってきている．次稿以降に眼科学校医が知っておくべき眼科学校保健に関する最新の内容が掲載されている．学校医は新しい知識をしっかりと得て学校保健活動に臨んでいただきたい．また学校健診の仕事のみに留まらず学校保健委員会に積極的に参加する等，健康教育に，さらに健康相談への従事，そして日頃より学校関係者との意思疎通を良くしておくこと，一方地域医療として救急対応等にもしっかりと活動することが望まれる．筆者の地元の京都府医師会の「学校医の手引」[6]に学校医の理想像が掲載されていたのでここに紹介する（表 3）．

　一方，学校保健安全法施行規則により定められている眼科領域の定期健康診断項目についても，最近ではより良いものに変更を求める声があがってきている．特に現在我が国で非常に問題視されている子どもたちの近視化については，しっかりと現状を把握し近視進行等に対応することは喫緊の課題であると考える．将来は法的な改正が必要となるが定期健康診断において屈折検査等を導入し，日本全国の児童生徒等の視機能の状態を把握し，近視予防についても国レベルでしっかりと対応できる体制作りが望まれるであろう．2021 年度，日本ではじめて文部科学省により全国の約 10

か所の地域の小中学校における約 9,000 人の児童生徒の近視調査，いわゆる「屈折検査」「眼軸長検査」が開始された．今後はこのようなプロジェクトの調査結果が検討され，眼科学校保健に活かされることを願うばかりである．

　また一部では集団的な学校健診ではなく，個別健診の方法に舵をとるべきだという意見も散見されるが，現在のような多様性のある社会を考えると，日本のすべての児童生徒等の健康状態を毎年学校医がもれなく把握し，そして健康問題に対し対応できる学校健診は，社会のセーフティーネットであるといっても過言ではないと考える．子どもたち全員のためのより良い眼科学校保健活動の推進を願って止まない．

　今回のこの OCULISTA「眼科医のための学校保健ガイド―最近の動向―」を通し，眼科学校医の資質の向上と学校保健の活性化を，そして将来を担う子どもたちのためにも地域医療の大きな柱の 1 つである眼科学校保健の大切さをすべての眼科医にご理解いただければ幸いである．

文　献

1) 柏井真理子，宮浦　徹，大薮由布子：眼科学校保健に関する全国調査の報告（平成 29 年度調査）（公益社団法人日本眼科医会）．日本の眼科，9：1274-1290，2018.
2) 安藤　純：学校医制度百周年によせて．大阪府眼科医会，1999.
3) 高野　繁，山岸直矢，柏井真理子ほか：学校保健資料集．日本眼科医会　平成 26・27 年度学校保健部．2016.
   https://www.gankaikai.or.jp/school-health/3da61df5c0c07a1365092b83670e9395.pdf
4)（公財）日本学校保健会：児童生徒等の健康診断マニュアル．2015.
   https://www.gakkohoken.jp/books/archives/187
   Summary　文部科学省監修．学校の健康診断についてのバイブル的書籍である．
5) 文部科学省：学習者用デジタル教科書の効果的な活用の在り方等に関するガイドライン
   https://www.mext.go.jp/content/20210325-mxt_kyokasyo01-000013745_02.pdf
6) 京都府医師会：学校医の手引（改訂版）．2007.

MB OCULI. No. 103 : 9 – 16, 2021

特集／眼科医のための学校保健ガイド―最近の動向―

学童近視の環境因子と対処方法

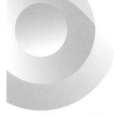

金井秀美[*1]　五十嵐多恵[*2]

Key Words : 近視の有病率増加(increased prevalence of myopia), GIGA スクール構想(GIGA school concept), 早期発症予防(prevention of early onset), 近視スクリーニング(myopia screening), 学校保健統計 (school health statistics), 学童近視実態調査(schoolchild myopia fact-finding survey)

Abstract : 日本では小児の近視の有病率が年々増加し程度も重症化している．日本より早い段階でこの問題に直面したシンガポールや台湾は国家規模での対策を実施し，学校現場に屋外活動を導入することで有病率の増加を食い止めた．また欧州や中国は，簡便で非侵襲的な眼科検査を学校健診に導入し，近視発生前のリスク児を早期にスクリーニングし，二次予防に結びつける体制を整備した．一方，日本の文部科学省(以下，文科省)保健統計調査では，長らく裸眼視力計測も学校ごとに任意で行われている状態で，近視の有病率が推定できない状況であった．本年4月から実施された文科省主導の学童近視の実態調査では，裸眼視力計測が義務化され，さらに非調節麻痺下屈折検査，眼軸長計測，角膜曲率半径計測等の眼科検査も加えられた．GIGA スクール構想と with コロナ時代に，小児の近視が増悪しないためには，政府，学校関係者，眼科医療従事者が一丸となり，学校健診のあり方を見直し，発展させる必要がある．

はじめに

日本では小児の近視の有病率が増加の一途を辿っている．有効な対策を講じ，小児の近視を重症化させないための学校健診のあり方について，日本の現状と，海外の取り組みを比較しながら概説する．

裸眼視力 1.0 以下の子どもの増加が止まらない日本の現状と各国の対策

1．日本の現状

文部科学省(文科省)保健統計調査[1)]では，児童生徒らの視力検査で，「裸眼視力1.0未満の者の割合」は年々増加し程度も重症化している(図1-a)．

令和2年度は，新型コロナウイルス感染症の影響により調査期間が延長したが，幼稚園27.9%，小学校37.5%，中学校58.3%，高等学校63.2%と増加傾向であった．しかし令和2年6月に，京都教育大学附属京都小中学校がNHKと実施した独自調査では[2)]，近視の有病率の把握に有用とされる裸眼視力0.7未満の子どもの割合は，令和1年度の17.7%から23.4%へと3割以上(前年比5.65ポイント)増加していた(図1-b)．新型コロナ緊急事態宣言に伴う自宅待機，オンライン授業の増加による影響でさらなる学童近視の増悪が予測される．

2．各国の取り組みと現状

近視の一次予防対策において10歳以下の早期発症を防ぐことは第一の目標である．近視は低年齢であるほど年間あたりの進行が早く，一旦発症すると基本的に17歳頃までは進行が止まらない．10歳以下の低年齢で近視が発症するということ

[*1] Hidemi KANAI, 〒198-0042　青梅市東青梅 4-16-5　青梅市立総合病院眼科
[*2] Tae IGARASHI, 〒113-8519　東京都文京区湯島 1-5-45　東京医科歯科大学大学院医歯学総合研究科眼科学分野，助教

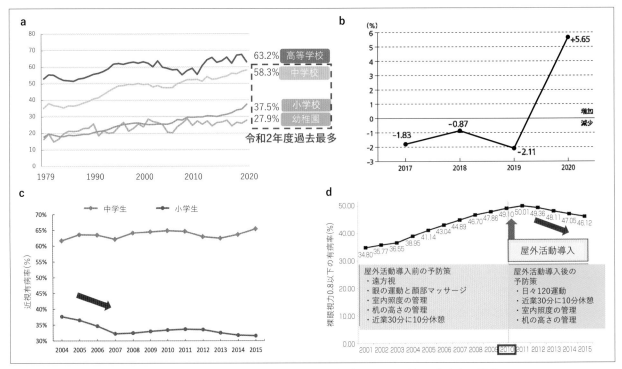

図1. 日本，シンガポール，台湾の裸眼視力低下または近視の有病率の推移

a：文部科学省の学校保健統計 裸眼視力1.0未満の割合．令和2年度文科省保健統計調査によると，学校健診での児童生徒らの視力検査における「裸眼視力1.0未満の者の割合」は，新型コロナウイルス感染症の影響により調査期間が異なるが，幼稚園27.9%，小学校37.5%，中学校58.3%，高等学校63.2%と過去最多となった．また30年間で裸眼視力0.3未満の小学生の割合が約3倍に増えている（文献1より）．

b：視力0.7未満の児童の割合の前年比（京都教育大学附属京都小中学校）．令和2年6月に，京都教育大学附属京都小中学校が実施した独自調査では，近視の有病率の把握に有用とされる裸眼視力0.7未満の子どもの割合は，17.7%から一気に23.4%へと3割以上（5.65ポイント）増加した（文献2より）．

c：シンガポールの小学生と中学生における近視の有病率の推移．シンガポールでは大規模なコミュニティ，スクールベースの屋外活動キャンペーンの成果により，2004〜07年の時点で小学生における近視有病率の減少に成功を収め，現在まで有病率の増加を食い止めている（文献5より）．

d：台湾の小学校における0.8以下の裸眼視力の有病率．台湾は近視予防策として，①500 Lux以上の室内照明の確保，②児童の身長に合わせた机の高さの設定（30 cm以上の視距離を座位の近業で保つ），③near-work breaks 3010 rule（30分の近業後に10分の休憩を挟む）等の対応が行われていたが，近視の有病率減少には結びついていなかった．ところが2010年から"天天戸外120運動"を実施したことにより，50%であった台湾の小学生における裸眼視力0.8以下の割合は，年率おおよそ2%強で低下し続け，2015年には46%程度まで減少した（文献6より）．

は近視が強度に至ることを意味するためである．屋外活動の近視進行抑制効果に関してはメタアナリシスから年齢が若いほど高い発症予防効果が示されている[3)4]．シンガポールや台湾では日本よりもICT化の普及が早く，小児の近視の増加と重症化は深刻な状態であった．その後，シンガポールや台湾政府は学校現場に屋外活動を取り入れる国家規模での対策を実施し，近視の早期発症の予防に成功を収めた（図1-c, d）[5)6]．日本と同様に小児の近視の有病率が右肩上がりである中国では，国家主席の習近平氏が国策として学童近視の進行予防対策に乗り出した．現在，上海では6,000人を超える児童・生徒を対象に，AI技術を搭載した腕時計型小型計測機器を用いて，屋外活動導入による一次予防対策の有効性を実証する大規模スタディが実施されている（図2）[7]．

学校健診における近視のスクリーニング：
日本の現状と各国の取り組み

1．従来の日本の学校健診での近視スクリーニングの問題点

学校保健統計では，左右の裸眼かつ／または矯

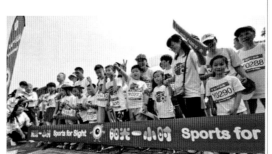
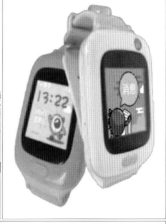
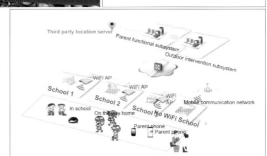

|a|b|
|c|

図 2.
上海での屋外活動の有効性を実証する大規模な介入研究
(Shanghai Time Outside to Reduce Myopia Trial)
　　a：上海では 6,295 人の 6〜9 歳の小児を対象に，2 年間の
　　　屋外活動の有効性を実証する介入研究が実施されてい
　　　る．
　　b：AI の技術を搭載した腕時計型照度計は，高い感度特
　　　異度で屋外と屋内を識別可能であり，同時に身体活動
　　　も評価している．
　　c：学校現場にデータ共有できるネットワークを整備す
　　　ることでリアルタイムなフィードバックを行っている．
　　　（文献 7 より引用，および Zou Haidong 先生より寄贈）

正視力が，0.3，0.7，1.0 の 3 種のランドルト環
視標を用いて視力を測定し，A(1.0 以上)，B
(0.9〜0.7)，C(0.6〜0.3)，D(0.3 未満)に区分し
ている．裸眼視力において，視力低下と判定され
た学童の割合は，区分 A 以外となり，この割合が
近視の有病率の推定値として用いられている．し
かし，これには以下の 2 つの問題点がある．1 つ
目は，裸眼視力における視力低下の多くを近視が
占めると考えられるが，遠視や乱視，あるいは屈
折異常とは異なる眼疾患による視力低下も含まれ
ているため，近視の学童の有病率が過大評価され
る．2 つ目の問題として，この調査報告では，眼
鏡を学童が所持していた場合は，学校によっては
眼鏡による矯正視力のみが計測されている．この
ため裸眼視力が計測されていない．眼鏡を所持し
ていた学童の多くが近視と推察されるが，この場
合，裸眼視力による視力低下のデータから，眼鏡
による矯正視力のみが計測された学童のデータが

欠損する．一方で，眼鏡を所持しておらず裸眼視
力が 1.0 であった学童のデータは，裸眼視力 1.0
のデータとして加算される．この観点からは，近
視の有病率が過小評価されている．

2．1% サイプレジン調節麻痺下屈折検査の問題点

　屈折検査は無調節状態の静的屈折を評価するこ
とであるため，若年であるほど強い調節麻痺薬の
使用が必要となる．小児の近視の診断において
は，第一選択は，習熟を要さず短時間で他覚的屈
折値を測定できる赤外線オートレフラクトメー
ターを用いた 1% サイプレジン調節麻痺下屈折検
査である．図 3 は非調節麻痺下屈折検査と 1% サ
イプレジン調節麻痺下屈折検査での屈折値の誤差
を，年齢別，およびベースラインの屈折値ごとに
示したグラフである[8]．年齢が低いほど，また軽
度近視付近から遠視にかけて，誤差が大きい．小
児の近視(屈折値 −0.5 D 以下)の有病率を示すう

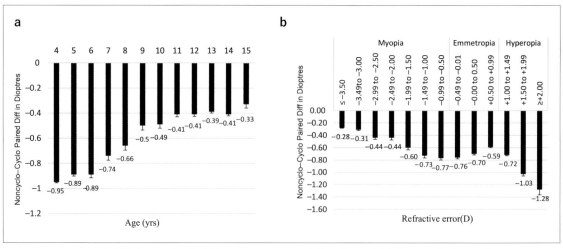

図 3．非調節麻痺下屈折検査と1％サイプレジン調節麻痺下屈折検査での屈折値の誤差
年齢が低いほど，また軽度近視付近から遠視にかけて，誤差が大きい．小児の近視
（屈折値−0.5 D 以下）の有病率を示すうえで，非調節麻痺下屈折検査での調査には
限界があり調節麻痺下屈折検査が極めて重要であることがわかる．
a：年齢別　b：ベースラインの屈折値別

（文献 8 より）

表 1．屈折値−0.5 D 以下の近視をスクリーニングするために最適な指標とカットオフ値

報　告	対象①	対象②	感　度	特異度
Schmidt P, et al.(2004)[9]	3〜5 歳 アメリカ人	裸眼視力 0.5 以下	0.54	0.89
Tong L, et al.(2002)[10]	7〜9 歳 シンガポール人	裸眼視力 0.55 以下	0.72	0.97
Leone JF, et al.(2010)[11]	7〜9 歳 中国人	裸眼視力 0.63 以下	0.978	0.917
Ma Y, et al.(2013)[12]	6〜12 歳 中国人	裸眼視力 1.0 以下 non-CAR≦−0.75 D	0.844	0.905
He X, et al.(2015)[13]	6〜12 歳 中国人	AL/CR 比>2.99	0.8305	0.8191
Lin S, et al.(2019)[14]	6〜12 歳 中国人	−3.21＋6.92×logMAR −2.25×non-CAR>0.17	0.8506	0.8865

（文献 9〜14 より）

えで，非調節麻痺下屈折検査での調査には限界が
あり調節麻痺下屈折検査が極めて重要であること
がわかる．しかしサイプレジン点眼には，眠気や
幻覚といった全身的副作用，散瞳作用が最大 3 日
間持続すること，しみるため泣き出し点眼が不正
確になる可能性から，大規模なスクリーニング調
査では実施が困難である．

3．各国の近視スクリーニングに対する取り組み

2000 年頃から各国は，屈折値−0.5 D 以下の近
視をスクリーニングするために最適な裸眼視力の
カットオフ値を決定する研究を実施するように

なった（表 1）[9]～[11]．2010 年以降，大規模スクリー
ニングでも安全かつ簡便に実施可能な，非調節麻
痺下屈折検査や角膜曲率半径のデータが用いられ
るようになり，裸眼視力と非調節麻痺下屈折検査
を組み合わせたものや，眼軸長／角膜曲率半径比
によるカットオフ値が報告された（表 1）[12][13]．そ
の後 2019 年に，決定曲線分析（DCA）という新し
い解析手法を用いて，従来の ROC 曲線では考慮
されなかった副作用や検査コストの側面を評価に
反映させ，最適なスクリーニング方法を決定しよ
うとする試みがなされた．この結果，調節麻痺下

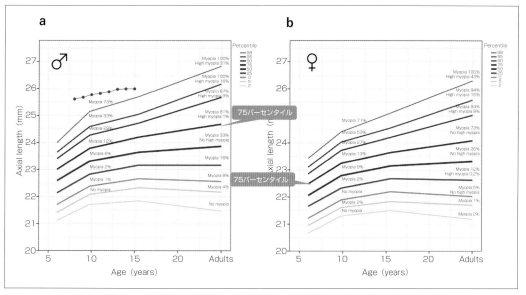

図 4．ヨーロッパの小児に対する眼軸長の男女別のパーセンタイル曲線とそれを用いた
　　　治療管理の実例
　6歳以下で75パーセンタイルを超える小児は強度近視に至るリスクがあるため眼科受診を
推奨される．日本でも学校健診でこのようなパーセンタイル曲線が作成されることが理想で
あり，治療管理に用いることも可能である．
　a：ヨーロッパの男児における眼軸長のパーセンタイル曲線
　　　男児のパーセンタイル曲線上にある紫のプロットは，8歳で0.5％のアトロピンを開始した
　　　男児の治療経過．処方3年目からはアトロピンの濃度を漸減しているが，現時点ではまだ
　　　眼軸長が延長する可能性があるため，0.01％点眼を継続している．徐々に眼軸長のスロープ
　　　が緩やかとなり98パーセンタイルに近づいている．
　b：ヨーロッパの女児における眼軸長のパーセンタイル曲線

（文献16より）

屈折検査，非調節麻痺下屈折検査，裸眼視力のな
かで，裸眼視力と非調節麻痺下屈折検査を組み合
わせたスクリーニングが，大規模スクリーニング
においては最も有用性が高いと結論づけられた
（表1）[14]．

　その一方で2015年に母子手帳にあるような
パーセンタイル曲線を用いて近視リスクの高い小
児をスクリーニングしようとするアイディアが中
国で提唱された[15]．その後，ヨーロッパや中国で
は組織立った小児の近視に対する大規模な疫学調
査の成果により，眼軸長をもとにしたパーセンタ
イル曲線が作成され，近視が発症するリスクが高
い小児（pre-onset myopia）を，非侵襲的で簡便な
眼軸長計測検査を用いてスクリーニングする体制
が整えられるようになった[16)17]．図4にヨーロッ
パの小児に対する眼軸長の男女別のパーセンタイ

ル曲線を示す．各パーセンタイルの線上には，調
節麻痺下屈折検査で診断された近視および強度近
視リスクの％が示されている．6歳以下で75パー
センタイルを超える小児は近視リスクが高いた
め，眼科に受診し適切な生活指導や治療進行予防
治療を受けることが推奨される．なおオーストラ
リアのブライアンホールデン研究所では，眼軸
長／角膜曲率半径比によるパーセンタイル曲線を
作成し眼軸長単独よりもより精度の高い予後予測
を目指している．

4．中国におけるAIアシストの学校健診によ
る早期発見・介入

　中国でもこのような眼科計測結果に基づくパー
センタイル曲線はすでに作成されているが，中国
ではさらに最新のテクノロジーを融合させてい
る．例えば欧欧（OO EYETECH）と呼ばれるAI-

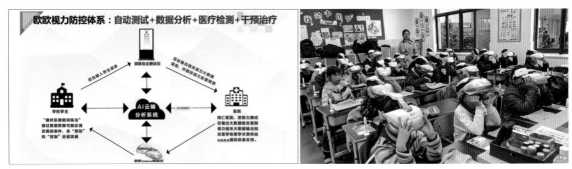

図 5. 北京における AI アシストの学校健診

a | b

a：AI を活用した近視進行抑制ソリューション「欧欧(OO EYETECH)」は既存の医療機器を
　IoT 化している．学校にセルフサービスで可能な視力，眼軸長，眼底検査機器を導入し，
　測定データをクラウドデータベースへアップ，リアルタイムで分析し，現時点での近視の
　有無と将来に近視が進行する可能性まで全自動で診断している．

b：Pre-onset myopia の子どもにヘッドマウントディスプレイによる視力回復トレーニング
　を実施している．

（文献 18 より）

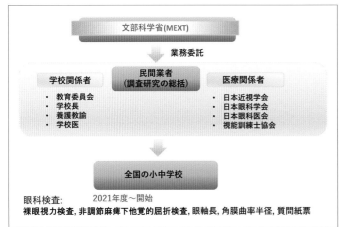

眼科検査：　2021年度〜開始
裸眼視力検査，非調節麻痺下他覚的屈折検査，眼軸長，角膜曲率半径，質問紙票

図 6.
文部科学省主導による日本の学童近視の
実態調査
児童生徒の近視実態調査事業として令和 3 年
度から，日本眼科学会，日本近視学会，日本
視機能訓練士協会の協力のもと，文部科学省
の主導で，公益法人日本学校保健会により小
中学生を対象に，児童生徒の近視の実態調査
が実施されることとなった．検査項目として
は，裸眼視力に加えて，オートレフ，角膜曲
率，眼軸長の計測が開始され，児童生徒の視
力低下を防止するための対策を検討するこ
ととなった．

（文献 19 より）

based diagnostic solution（図 5）[18]は，学校での視
力検査はセルフサービスにより 1 人あたりわずか
20〜30 秒で実施されるシステムとなっており，結
果は，眼軸長，眼底検査等の医療機関受診後の医
療データとともにクラウド上の管理プラット
フォームに自動的にアップロードされ，ビッグ
データをもとに近視の発症と進行リスクの分析が
行われる．Pre-onset myopia と診断された子ども
には，ヘッドマウントディスプレイによる視力回
復トレーニングが，ネットワークの整備された学
校現場においてリアルタイムに提供される．この
システムを導入し，2 か月ほど使った生徒たちの
視力不良の割合は平均で 20％を下回り，近視の発
症を抑え込んだ成果は，中国教育部が要請した目
標値の 20 倍であったとのことである．

文部科学省主導による日本の学童近視の実態調査

　2019 年，日本近視学会は各国の動きに遅れぬよ
う，学校健診で裸眼視力計測の実施を必須とし，
さらに非調節麻痺下屈折検査，眼軸長計測，角膜
曲率半径計測等の眼科検査を導入し，日本におけ
る学童近視の実態調査を実施するよう，各関連団
体に協力を呼びかけた．最終的にこの調査は，日
本の学童近視の増加と重症化を重要な問題と考え
るようになった文部科学省が主導で実施すること
となった[19]．2020 年度は新型コロナウイルスのパ
ンデミックで延期となったが，実態調査は2021 年
4 月から実施されている（図 6）．

　この実態調査では調節麻痺下屈折検査は実施さ
れないが，裸眼視力計測は必須となる．しかしよ

り正確な近視の有病率の推定や，パーセンタイル曲線の作成には，現在，学校健診で裸眼視力1.0未満の児童生徒に配布し回収されている，眼科受診後の自覚的屈折検査もしくは他覚的調節麻痺下屈折検査に基づく「遠視・正視・近視・強度近視」の診断結果が必要である．このデータをもとにパーセンタイル曲線による近視リスク予測表が作成されれば，非侵襲的検査を用いて学校健診で近視リスクの高い小児を早期にスクリーニングできるようになる．そればかりではなく，治療管理においても有用な指標となる．残念なことに初年度の実態調査では，この「受診結果を回収する」ことに対して理解が得られなかった．この調査がより有意義なものとなり，少しでも日本で強度近視に至る子どもの増加を食い止めることができるようにするために，政府，学校関係者，地域の眼科医療従事者の協力を仰ぐことが今後の課題と考えられる．

まとめ

「日本の学校健診と近視」に関して，他国の取り組みと比較しながら，その問題点をまとめた．2019年12月に文部科学省から，2023年度までに義務教育段階にある小学1年生〜中学3年生の全児童生徒に学習用端末を1人1台導入するGIGAスクール構想が提唱された．新型コロナウイルス感染症に伴う自粛政策と併せて，今後，日本では学童近視のさらなる増加と重症化が懸念される．日本よりも早い段階でこの問題に直面したシンガポールや台湾では，この難題に，政府，眼科医療従事者，教育関係者らが真摯に取り組み，確実な成果をあげてきた．これらの国々から学び，力添えを得ながら，日本の学校健診における近視対策のあり方を，政府，眼科医療従事者，教育関係者らが一丸となり見直し，発展させていく必要がある．

文　献

1）文部科学省：令和2年度文部科学省学校保健統計調査結果の公表について．令和3年7月．
2）大石寛人：子どもの目が危ない「超近視時代」に視力をどう守るか．NHK出版新書，2021．
3）Xiong S, Sankaridurg P, Naduvilath T, et al：Time spent in outdoor activities in relation to myopia prevention and control：a meta-analysis and systematic review. Acta Ophthalmol, **95**（6）：551-566, 2017.
4）Ho CL, Wu WF, Liou YM：Dose-response relationship of outdoor exposure and myopia indicators：A systematic review and meta-analysis of various research methods. Int J Environ Res Public Health, **16**(14)：2595, 2019.
5）Karuppiah V, Wong L, Tay V, et al：School-based programme to address childhood myopia in Singapore. Singapore Med J, **62**：63-68, 2021.
6）Wu PC, Chen CT, Chang LC, et al：Increased time outdoors is followed by reversal of the long-term trend to reduced visual acuity in Taiwan primary school students. Optometry, **127**：1462-1469, 2020.
　　Summary　台湾政府により取り組まれた近視予防対策および効果についてまとめられている．
7）He X, Sankaridurg P, Xiong S, et al：Shanghai time outside to reduce myopia trial：design and baseline data. Clin Exp Ophthalmol, **47**：171-178, 2018.
8）Sankaridurg P, He X, Naduvilath T, et al：Comparison of noncycloplegic and cycloplegic autorefraction in categorizing refractive error data in children. Acta Ophthalmol, **95**：e633-e640, 2017.
9）Schmidt P, Maguire M, Dobson V, et al：Comparison of preschool vision screening tests as administered by licensed eye care professionals in the vision in preschoolers study. Ophthalmology, **111**：637-650, 2004.
10）Tong L, Saw SM, Tan D, et al：Sensitivity and specificity of visual acuity screening for refractive errors in school children. Optom Vis Sci, **79**：650Y7, 2002.
11）Leone JF, Mitchell P, Morgan IG, et al：Use of visual acuity to screen for significant refractive errors in adolescents：is it reliable? Arch Ophthalmol, **128**：894-899, 2010.
12）Ma Y, He X, Zou H, et al：Myopia Screening：combining visual acuity and noncycloplegic

autorefraction. Optom Vis Sci, **90**：1479-1485, 2013.

13）He X, Zou H, Lu L, et al：Axial length/corneal radius ratio：Association with refractive state and role on myopia detection combined with visual acuity in Chinese schoolchildren. PLoS ONE, **10**(2)：e0111766, 2015.

14）Lin S, Ma Y, He X, et al：Using decision curve analysis to evaluate common strategies for myopia screening in school-aged children. Ophthalmic Epidemiol, **26**：286-294, 2019.
Summary　DCA という新しい解析手法を用いて，近視の大規模スクリーニングするために最も有用性が高い検査について議論されている．

15）Chen Y, Zhang J, Morgan IG, et al：Identifying children at risk of high myopia using population centile curves of refraction. PLoS One, **11**(12)：1-10, 2016.

16）Tideman JWL, Polling JR, Vingerling JR, et al：Axial length growth and the risk of developing myopia in European children. Acta Ophthalmol, **96**(3)：301-309, 2018.
Summary　パーセンタイル曲線を用いた新たな小児の近視の管理方法が説明されている．

17）Sanz DP, Yang LH, Lu MX, et al：Growth curves of myopia-related parameters to clinically monitor the refractive development in Chinese schoolchildren. Graefe's Arch Clin Exp Ophthalmol, Published online, 2019.

18）Chinese AI-based diagnostic solution targets early-stage myopia.
https://kulingsari.blogspot.com/2020/06/chinese-ai-based-diagnostic-solution. html, accessed Jun 2, 2021

19）文部科学省：新型コロナウイルス感染症対策等について，令和 3 年 2 月．
https://www.mext.go.jp/content/20210215_mxt_sigakugy_1420538_00003_6.pdf, accessed Jun 2, 2021

MB OCULI. No. 103：17－21, 2021

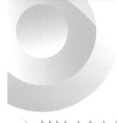

特集／眼科医のための学校保健ガイド―最近の動向―

弱視・斜視における最近の動向

OCULISTA

佐藤美保*

Key Words： 弱視(amblyopia)，斜視(strabismus)，間欠性外斜視(intermittent exotropia)，調節性内斜視 (accommodative esotropia)，後天性内斜視(acquired esotropia)

Abstract：学校健診でしばしば問題となる視力不良，眼位不良として，弱視と斜視について述べた．弱視は早期に発見して適切な医療につなぐことで治癒に持ち込むことが可能な疾患である．3歳児健診の重要性，幼稚園や保育園，子ども園でのスクリーニングも学校保健の一部である．斜視は低学年では先天性が多く，治療の目標は良好な視力と両眼視の獲得であるが，学年が進むにつれて後天性の斜視が増加してくる．治療の目標は学業やスポーツの障害とならないこと，良好な対人関係や自己肯定感の獲得等である．最近増加している若年者の後天性内斜視とデジタルデバイスの過剰使用は，それ単独あるいは近視進行，精神的ストレス等と関連しうる可能性がある．眼科学校医としては，学校と連携をとり，養護教員や学童，生徒への目の健康指導に参加することが必要である．

学校健診で発見される弱視と眼位異常

眼科学校健診では，学業に支障となる屈折異常を発見するとともに，未治療あるいは残余する弱視や斜視を発見することが求められる．学校健診で行う視力検査は裸眼視力あるいは所持眼鏡（またはコンタクトレンズ）による視力であり，矯正視力ではない．学童の視力不良は近視が主で矯正視力が良好なことが多いが，低学年では未診断・未治療・継続治療中の弱視の可能性がある．また小児はどちらか一方の眼が良く見えている場合には，片眼の視力が不良でも症状を訴えることがほとんどないため，1年に1回の視力検査は自覚症状に乏しい視力低下を発見するために重要である．

後天性の眼位異常は複視という自覚症状があると思われがちだが，小児では抑制がかかりやすいので複視を自覚せず，外見から保護者や友人に指

* Miho SATO，〒431-3192　浜松市東区半田山1-20-1　浜松医科大学眼科学教室，病院教授

摘されるまで医療につながらないことがある．逆に間欠性外斜視や外斜位等は，複視の自覚はなく視力や立体視が良好でも，読書時やスポーツ時に見づらさを感じていることがあるため，丁寧な問診と精密検査が必要である．

すでに斜視や弱視のために眼科通院中であったとしても，別の疾患が起きている可能性もあるため，視力が前年より低下している場合には，早期の眼科受診を推奨する．

弱　視

1．弱視とは

弱視は視覚感受性期間になんらかの理由で適切な視覚情報が中枢に達しないことで起こる機能性の視覚障害である．視覚情報に中枢が反応する期間を視覚感受性期間と呼ぶ．低年齢ほど感受性は高く，年齢が高くなるほど感受性が低くなる．すなわち低年齢ほど弱視になりやすく年齢が高いほど弱視にはなりにくい．同様に弱視治療への反応

も年齢が低いほど良好である.

弱視は一般的には視力不良をもって評価するが，視力以外にも機能的な障害を伴う．例として，視力が正常になった患者でも読み分け困難が残存するために，成人になっても元の弱視眼での細かい文字を読むのがつらい等と訴えることがある.

2．弱視の分類

弱視の原因には，斜視，屈折異常，不同視，視覚刺激遮断が挙げられる．したがって，その原因で分類される．いずれも予防や治療法があるため，早期発見・早期治療が求められる．基本的には眼球に器質的疾患を伴わないとされているが，先天白内障のように手術が適切に行われても視覚刺激遮断弱視になっていると視力改善は容易ではない．また，眼内レンズを挿入しない場合や，挿入しても度数が適切でない場合には屈折異常弱視あるいは不同視弱視となる．乳幼児は成長に伴い急速に屈折度が変化するため，手術の時点で適正度数の眼内レンズを挿入すると，将来強度近視となる可能性が高い．それを防ぐために低年齢では，遠視の低矯正を目指して手術を行うことが多い．そのため，術後には屈折矯正と弱視治療が重要となる．また優位眼がはっきりしている斜視では，恒常性はもちろん間欠性であっても優位眼の視力が先に発達することで非優位眼に抑制が起こり斜視弱視になる．多くの場合不同視も合併しているため屈折異常とともに非優位眼を使わせる訓練が必要になる.

3．弱視の診断

①弱視の診断は原則として両眼性は「年齢相応の視力がないこと」，片眼性は「左右の視力差が二段階以上あること」で行う．ここでいう二段階とは米国で用いられている HOTV による視力表（分数視力）であり，日本で用いられている小数視力ではないことに注意が必要である．また，「年齢相応の視力」というのはあいまいであり，先に示した弱視の原因があったうえで健診でのラインである 3 歳 6 か月児では 0.5，6 歳児では 1.0 に達しない場合には「弱視」，または「弱視の疑い」と判断す

るのが妥当であろう．さらに，視力検査のときの様子や，1 回だけでなく複数回の検査で視力が上昇しているかどうかを判断の基準にすると良い．信頼できる視力検査ができない児では，弱視の原因となる異常（斜視，屈折異常，不同視，器質的疾患の既往等）があることと，固視の状態を参考に弱視と診断する．たとえば片眼白内障術後や恒常性斜視があれば，術眼での固視が僚眼より不良であれば，それぞれ「弱視」または「弱視の疑い」と診断する.

②視力検査は，小児には読み分け困難があることを考慮して，字詰まり視力表ではなく，字一つ視力表を用いる．また遠見 5 m の視力検査は低年齢児にとっては集中を保ちにくいことから，2.5 m あるいは 30 cm での視力検査も併用する．近見視力は遠見視力値より良好なことが多いため，近見視力が遠見視力より不良である場合には，未矯正または低矯正の遠視が背景にあることを考慮して精密な屈折検査に進む.

4．弱視の早期発見にむけての最近の動向

1）3 歳児健診の現状と問題点

弱視の治療には早期発見，早期治療が重要であるために，3 歳児健診が重要な役割を果たす．3 歳児健診では家庭での視力検査と問診（一次健診）および健診会場における集団健診（二次健診），そして眼科医による精密検査へと進む．このうち，視力検査は家庭で行われることから信頼性に乏しい．そこで平成 29 年（2017 年）に厚生労働省から各自治体に二次健診における視力検査の実施についての通達が出された．しかし，やはり視力検査だけでは異常の取りこぼしが多く，屈折検査の導入が望まれている.

また，3 歳児健診は各地方自治体が行う事業のため，市町村ごとに方法が異なり，結果の収集も容易ではない．各自治体の財政状況，小児科医や眼科医の数や関心の度合いによっても異なり，視能訓練士や眼科医が健診に参加している自治体もある一方で，集団健診を行っていない自治体もある.

2）3歳児健診以外の視覚健診

　保育園，幼稚園，子ども園でも学校健診と同様に健診を行うことが求められており，視力検査が行われることが増えている．それによって，4歳，5歳で弱視や斜視の疑いが検出されている．しかしまだ，就学児健診や就学後の学校健診で初めて屈折異常弱視を指摘される児もいるのが現実である．また3歳未満での眼のスクリーニングによって，弱視の疑いが指摘されることがあり，眼科医側の対応が重要になっている．

3）屈折検査の導入

　2015年に日本でも発売されるようになったSpot Vision Screener（以下，SVS）は弱視のリスクファクターを検出するフォトレフラクション法を用いたスクリーニング機器で，眼科医だけでなく小児科医や保健センターにも導入が進んでおり，3歳児健診での異常発見への有用性が示されている[1]．本装置は，1m離れて行う検査で，±7.0 D以内の屈折異常を測定するとともに，瞳孔反射を記録して斜視の疑いを検出する．装置内部に設定された正常値を超える場合には「精密検査が必要」とのメッセージが出る．したがって，眼科知識に乏しい人にも操作が可能で，眼科受診の必要な小児の見逃しが減少している．ただし，軽度の中間透光体の異常[2]や網膜疾患を検出することはできないこと，あくまでも弱視のリスクファクターを発見することで視力をみているのではないことを周知し，視力検査と併用するように指示することが必要である．

4）日本眼科医会の働き

　すでに日本眼科医会は「園医のための眼科健診マニュアル」[3]を発行しており，また「3歳児健診における視覚検査マニュアル～屈折検査導入に向けて～」も発行され，まもなく全国の保健センターに配布される．これらの資料は日本眼科医会会員にも送付されるが，オンラインで誰でもダウンロードが可能なため，職場や近隣の小児科医と共有をしていただくと良い．

弱視治療における最近の動向

　①弱視治療の第一歩は屈折矯正である．主に眼鏡による屈折矯正が行われるが，白内障術後の片眼無水晶体眼ではコンタクトレンズ，両眼無水晶体眼の場合には眼鏡が用いられる．そのうえで，矯正視力に左右差があった場合には片眼遮閉やペナリゼーションといった追加の視能訓練が行われる．これらの治療はできる限り就学前に終了したいが，先に述べたように，発見が遅れたり，弱視が重篤のために視力改善が不十分だったりすると，就学後もこれらの訓練を継続することとなる．就学すると学業への支障がおきること，訓練時間の確保が困難になること，児の精神的ストレスも大きくなることが危惧される．弱視治療の成績を左右するのは，治療開始時の視力差，屈折差とともに，治療へのコンプライアンスである．

　そこで，治療へのコンプライアンスを向上させるために，さまざまな研究が行われている．健眼遮閉は中等度の不同視弱視では1日2時間から開始して，視力改善が不良な場合には時間を延ばす．重要なことは指示した遮閉時間ではなく，実行できた時間なのでカレンダー等に記載してもらいながら実際に遮閉できている時間を調整する．アトロピンペナリゼーションの効果は健眼遮閉と同等の効果があるとされている．特に治療へのコンプライアンスが得られやすいことから，遮閉が困難な場合には特に有効であることが示されたので第一選択として行う場合もある．

　②両眼開放の状態で左右の眼に与えられる視覚刺激のコントラストに左右差をつけることで，弱視治療をゲームで行う方法が検討されている[4]．遮閉治療が遮閉中にさまざまな日常生活の活動ができるのに対して，両眼開放治療では毎日ゲームを2週間行うと遮閉を2～3か月行ったのと同等の効果があるとのことである[5]．より多くの症例での長期的な調査結果が待たれるところである．

斜視の種類と頻度

①小児期にみられる斜視で頻度が高いのは，間欠性外斜視と（部分）調節性内斜視である．乳児内斜視はこれらに比較すると頻度は低いが，超早期に治療を行わないと立体視が獲得できないこと，弱視を合併すること，下斜筋過動や交代性上斜位を合併すること等，さまざまな問題があるため，学童期あるいはさらに長期間フォローが必要である．調節性内斜視は，1歳半頃に発症することが多く，5歳以降で発症することは少ない．しかし，遠視眼鏡を装用していても斜視が残存している症例を学校健診でみかけることがある．遠視が両眼ともに強い場合や，屈折値の左右差が大きい部分調節性内斜視は，自然経過中に外斜視化することがあるため，残余斜視の手術時期と方法については慎重に検討する．

②学校健診で最も頻繁に遭遇するのは外斜位と間欠性外斜視である．外斜位は，遮閉された眼が外方に偏位するが，遮閉を外すとすぐに正中に戻るもので生理的にもみられるものである．一方，間欠性外斜視は斜視と斜位のときがともに存在するもので，斜位のときには良好な両眼視機能を発揮するが，斜視のときには斜視眼に抑制がかかり複視の自覚はなく両眼視も不良となる．間欠性外斜視は恒常性になった場合，両眼視機能が悪化した場合，見えづらさを自覚する場合，整容的に本人が気にするようになった場合に手術を考慮する．斜位は正常範囲とされているため，健診のたびに指摘するべきかどうか悩ましい．斜位の治療適応は，眼精疲労等の自覚症状や遠方での調節過多による「斜位近視」，立体視の不良によってスポーツで不利等，学年が上がるにつれて自覚的な訴えが明確になってくる．

③近年増加している斜視に，後天性共同性内斜視がある．若者に内斜視が増加していることは，多くの眼科医が感じていることで，現在，国内の多施設で調査を行っている[6]．その原因として，スマートフォンの過剰使用が報告された[7]．我が国でもICT機器の過剰使用が小児の急性内斜視発症の引き金になる可能性が報告された[8]．さらに，2020年春からの新型コロナウイルス感染拡大により，休校や外出制限のためにデジタルデバイスを視聴する時間が大人はもちろん小児でも増加している．携帯型ゲーム機器やスマートフォンといった画面のサイズが小さく目を動かす範囲が狭い装置を手で持つために目との距離が短くなり，強い輻湊を必要とすることが，遠見時の内斜視と関連していると考えられる．さらに，近視人口の増加，近視進行速度の増加により近視性内斜視が増加しているとも考えられる．また，後天性共同性内斜視の原因の1つとして，心因性ストレスも挙げられており，ストレスの多い現代を反映している可能性もある．

④小児は，複視が出現してもそれを病的なこととは考えず，また短期間に抑制がかかるようになり複視が消失してしまうことから，保護者に相談するのが遅れることがある．保護者が気づいたときには発症から数か月以上経過していることも少なくない．また，近視を合併していることも多いため，遠方で複視があっても近見で不自由がないと異常と感じないこともある．外転制限のない後天性内斜視のなかには頭蓋内疾患を合併していることもあるため，安易に「スマホの見過ぎ」と考えて経過をみるのではなく，精密検査を早期に受けさせる必要がある．

斜視の症状と治療

①斜視治療の第一歩も弱視治療と同様に，適切な屈折矯正である．必ず調節麻痺薬を点眼して屈折検査を行う．未就学児であればアトロピン硫酸塩を用いた他覚的屈折検査，小学生以上であればシクロペントラート塩酸塩を用いた自覚的屈折検査が可能である．また散瞳にあわせて前眼部検査，眼底検査も行い器質的疾患のチェックを行う．内斜視では遠視を，外斜視では近視を合併することが多く，どちらも屈折の低矯正は眼位コントロール不良の要素となる．不同視の場合に不等

像視が起きるのではないか，との疑問が起きるが小児の不同視は軸性不同視がほとんどのため，屈折矯正による不等像視は稀である（注：水晶体摘出後は屈折性不同視なので，不等像視が起きる）．また外斜視では，斜位近視発見のためには，両眼開放での遠見視力検査を併用する．

　②眼鏡装用しても眼位の改善がない場合に，視能訓練，プリズム処方，あるいは手術を考慮する．外斜視の手術時期は，機能的には近見立体視が悪化したときが望ましく，恒常性外斜視にならないうち，遅くとも恒常性外斜視になってから2年以内に手術を行うことが勧められる．

　③後天性内斜視では，頭蓋内疾患の有無を確認する．原因不明の場合には，軽度の遠視であっても眼鏡で矯正し，十分な睡眠をとることや，デジタルデバイスの視聴時間を制限する等，日常生活の見直しをする．12歳以上であればボツリヌス毒素注射による斜視治療も可能である．ボツリヌス注射は眼科専門医のうち，さらに研修を受ける必要がある．

眼科学校医として

　眼科学校医といっても，小学生から高校生といった幅広い年齢を対象とする．児の年齢に応じた検査方法，眼の健康のための情報提供等が必要である．また養護教員を対象に視力検査の方法や斜視・弱視に関する情報提供，眼の健康に関する啓発活動も眼科学校医の重要な業務と考える．

文　献

1) Hayashi S, Suzuki I, Inamura A, et al：Effectiveness of the Spot Vision Screener in screening 3-year-old children with potential amblyopia in Japan. Jpn J Ophthalmol, **65**：537-545, 2021.
   Summary 前向き研究で3歳児健診に spot vision screener を導入することで弱視発見効果を調べた文献.

2) 新井慎司，高木優里，長谷岡　宗ほか：Spot Vision Screener で異常が検出されなかった小児白内障の1例．日視能訓練士会誌，**49**：39-44, 2020.

3) 日本眼科医会：園医のための眼科健診マニュアル．https://www.gankaikai.or.jp/school-health/20191015_eni_manual.pdf

4) Birch EE, Li SL, Jost RM, et al：Binocular iPad treatment for amblyopia in preschool children. J AAPOS, **19**：6-11, 2015.

5) Birch EE, Jost RM, Wang SX, et al：A pilot randomized trial of contrast-rebalanced binocular treatment for deprivation amblyopia. J AAPOS, **24**：344 e341-344 e345, 2020.

6) 飯森宏仁，佐藤美保，鈴木寛子ほか：（亜）急性後天共同性内斜視に関する全国調査　デジタルデバイスとの関連について．眼科臨床紀要，**13**：42-47, 2020.

7) Lee HS, Park SW, Heo H：Acute acquired comitant esotropia related to excessive Smartphone use. BMC Ophthalmol, **16**：37, 2016.
   Summary 世界で最初にスマートフォンの過剰使用と急性内斜視の関連について言及した文献.

8) 吉田朋世，仁科幸子，松岡真未ほか：Information and communication technology 機器の使用が契機と思われた小児斜視症例．眼科臨床紀要，**11**：61-66, 2018.

MB OCULI. No. 103：22 − 26, 2021

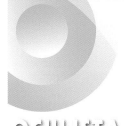

特集／眼科医のための学校保健ガイド―最近の動向―

学校保健と外眼部疾患

原　祐子*

Key Words : 麦粒腫(hordeolum)，霰粒腫(chalazion)，流行性角結膜炎(epidemic keratoconjunctivitis：EKC)，アレルギー性結膜炎(allergic conjunctivitis)

Abstract : 学校保健安全施行規則において，眼科関連では視力以外に「感染性眼疾患その他の外眼部疾患及び眼位の異常等」という診断項目が定められている．つまり，外眼部疾患は学校健診において必ずチェックしなければならない項目となっている．流行性角結膜炎をはじめとする感染性結膜炎は，早期に対処を行わないと，感染が拡大するリスクがある．また，アレルギー性結膜炎の罹患率は非常に高く，重症例では視力障害をきたすこともある．本稿では，小児，学童で発症頻度の高い，眼瞼，および結膜疾患について，治療法も含め解説する．

眼瞼の疾患

1．眼瞼下垂

先天性眼瞼下垂は，幼少時にすでに眼科で診断，あるいは手術を施行されていることが多く，学童期に入るまで放置されている症例は少ない．しかし，適切な治療を行われていない可能性がある場合には，速やかに眼科受診を勧める．眼瞼の左右差については，必ず確認する必要がある．

1）先天単純眼瞼下垂

筋原性と神経原性がある．顎を上げて物を見る特徴があり，弱視のリスクは低いといわれているが，片眼性で弱視を伴っている場合には，弱視訓練を要することもある．

2）その他の眼瞼下垂

眼瞼縮小症候群，先天外眼筋線維症，重症筋無力症，麻痺性眼瞼下垂(動眼神経麻痺，Horner 症候群)等が挙げられる．

2．睫毛内反症

睫毛内反症は，眼瞼の位置は正常であるが，余剰皮膚により睫毛が角膜側に押されている状態で下眼瞼に多い(図 1)．原因として，下眼瞼を後下方に牽引する力が低下していると考えられている．もともと日本人の40%強で生下時に下眼瞼睫毛内反症を認めるといわれているが，顔面の成長により自然治癒することが多い[1]．流涙，角膜上皮障害，結膜充血，羞明等の症状をきたし，時に頻回な感染性結膜炎を生じる．自然軽快の見込みがない症例は手術適応となるが，それ以前であっても睫毛が角膜表面に常に接触し，角膜上皮障害(図 2)や不正乱視を引き起こし，視力障害をきたすような重篤な症例では積極的な手術が必要になる．

3．麦粒腫(hordeolum)，霰粒腫(chalazion)

麦粒腫，霰粒腫とも眼瞼の腫脹，腫瘤を伴い，眼瞼病変としては最も頻度が高い．

麦粒腫は眼瞼に付属する腺組織の細菌感染症で，皮脂腺(Zeis 腺，Moll 腺)に感染が生じた際には外麦粒腫，マイボーム腺に感染を生じた際には内麦粒腫という(図 3)．通常，疼痛，腫脹，発赤，圧痛がある．

* Yuko HARA，〒791-0295　東温市志津川　愛媛大学医学部地域眼科学，准教授

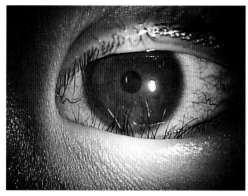

図 1. 睫毛内反症
睫毛が角膜と接触している.

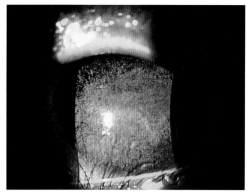

図 2. 睫毛内反症による角膜上皮障害

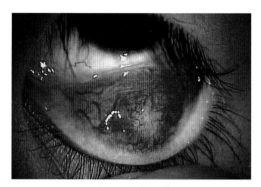

図 3. 内麦粒腫

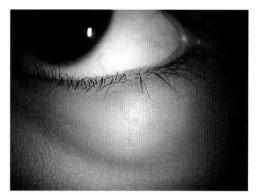

図 4. 霰粒腫
境界明瞭な腫瘤として観察される.

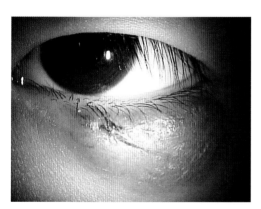

図 5.
霰粒腫が自壊している.

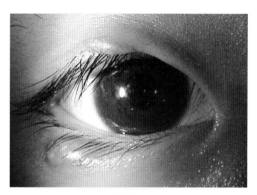

図 6.
霰粒腫が上眼瞼,下眼瞼に多発している.

一方霰粒腫は,マイボーム腺の非感染性の慢性肉芽腫性炎症である.瞼板内に限局している場合には,境界明瞭な腫瘤として観察される(図4).感染がない場合には,痛み等はないが,稀に腫瘤を足場に感染,炎症を生じ,皮膚側に露出,自壊することがある(図5).特に小児では霰粒腫が多発する症例を散見する(図6).

麦粒腫の治療は,抗菌点眼薬,眼軟膏塗布が第

一選択で,局所投与で不十分な症例には抗菌薬内服を追加する.また,穿刺あるいは切開して排膿を行うこともあるが,小児では処置が困難な場合も多い.

霰粒腫は,根治するためには手術が必要である.結膜,あるいは皮膚から切開をし,内容物を掻爬する.小児の場合には,局所麻酔での処置が困難なこともあり,特に低年齢の場合には全身麻

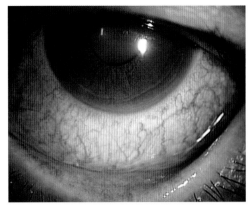

図 7. 流行性角結膜炎

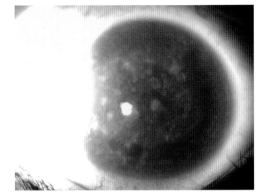

図 8. 流行性角結膜炎後の多発性角膜上皮
下浸潤

酔下で行うこともある．外科的治療以外にも，ス
テロイド眼軟膏の塗布やステロイド薬を局部に注
入することで縮小させるといわれている．しか
し，ステロイド薬の長期投与によって眼圧上昇の
リスクがあること，根治までにかなりの時間を要
することを十分説明する必要がある．また最近，
ステロイド投与による効果はほとんどないとの報
告もあり，いたずらにステロイドの長期投与を行
うことは注意を要する[2]．

結膜疾患

結膜炎は，充血，眼脂，異物感といった，眼科
診療では最も頻度が高い症状を呈するが，原因に
よって治療方針が異なるため，鑑別が重要であ
る．特に，感染力の高いウイルス性結膜炎は，的
確な診断を行わなければ，学校内感染を広げる可
能性がある．

1．感染性結膜炎

1）ウイルス性結膜炎

アデノウイルスによる流行性角結膜炎(epi-
demic keratoconjunctivitis：EKC)，咽頭結膜熱
(pharyngoconjunctival fever：PCF)とエンテロ
ウイルスによる急性出血性結膜炎(acute hemor-
rhagic conjunctivitis：AHC)の3疾患が主なウイ
ルス性結膜炎である[3]．特に流行性角結膜炎は，
厚生労働省の感染症サーベイランスの報告数から
推計すると，年間約100万人が罹患していると考
えられる．

流行性角結膜炎は，伝搬力が非常に強く，7～10
日の潜伏期間を経て，眼脂，流涙，眼瞼浮腫，濾

胞形成，耳前リンパ節の腫脹等の症状を生じ(図7)，
角膜に炎症が及ぶと多発性角膜上皮下浸潤を生じ
る(図8)．浸潤による混濁は視機能に影響し，治
癒までに数年を要する場合もある．夏期に発症例
が多く，冬期にも小さなピークがあり，ウイルス
の血清型が年により変化する．血清型により，症
状が若干変化することも興味深い．流行性角結膜
炎の診断は，迅速診断キットが数種類発売されて
おり，簡便に行うことが可能であるが，感度が
100％でないため，陰性であってもアデノウイル
ス結膜炎を否定できないことは留意すべきであ
る．治療は，特異的な抗ウイルス薬がないため，
重複感染予防の目的で抗菌点眼薬を用いる．ステ
ロイド薬は自覚症状の軽減や偽膜形成，角膜浸潤
の抑制を目的に使用される．学校保健安全法にお
いて「伝染性の恐れがなくなるまで出席停止」させ
るべき第三種感染症に指定されており，発症後
7～10日間は感染性があるため，この期間の登校
を停止させることにより隔離を行う．

咽頭結膜熱もアデノウイルスによる感染症であ
るが，症状は咽頭炎，発熱とともに急性濾胞性結
膜炎を生じる．潜伏期間は1週間程度で，まず耳
鼻科や小児科を受診し，その後結膜炎症状を生じ
ていることから眼科に紹介され診断されることが
多い．夏期に流行することが多いため「プール熱」
とも呼ばれている．治療は流行性角結膜炎と同様
に，抗菌点眼薬とステロイド点眼薬を用いる．咽
頭結膜熱は学校保健安全法で，風疹やインフルエ
ンザと並び「飛沫感染するもので，児童生徒の罹
患が多く，学校において流行を広げる可能性が高

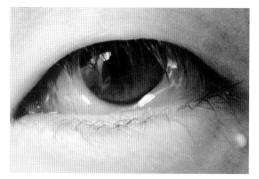

図 9. アレルギー性結膜炎による結膜浮腫

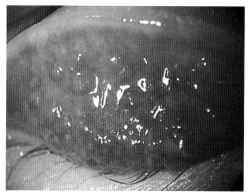

図 10. 春季カタルによる結膜の巨大乳頭

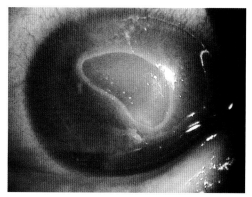

図 11. 春季カタルによる難治性角膜潰瘍
（シールド潰瘍）

い伝染病」である第二種感染症に指定されている。そのため主要症状が消失した後2日経過するまで出席を停止しなければならない。

急性出血性結膜炎は，エンテロウイルス70，あるいはコクサッキー A24変異株によるウイルス性結膜炎である。潜伏期間はわずか24時間で，結膜下出血，眼脂，流涙，充血，眼瞼腫脹等の症状を，両眼に急激に発症することが特徴である。頻度は流行性角結膜炎に比べると非常に低いが，強い症状を伴う結膜炎で，かつアデノウイルス迅速診断キットで陰性の場合には鑑別疾患として考える必要がある。流行性角結膜炎と同様に第三種感染症に指定されている。

いずれにしても，ウイルス性結膜炎は伝染力が強いため，感染拡大を予防することが重要である。有効な消毒薬はエタノール，次亜塩素酸ナトリウム，ポビドンヨード等であるが，普段からの手洗い，清拭によってもウイルスを物理的に減少させることができるため，学校現場での手洗いの励行を指導する。

2）細菌性結膜炎

細菌性結膜炎の起炎菌は，インフルエンザ菌，肺炎球菌，黄色ブドウ球菌，淋菌等があるが，小児ではインフルエンザ菌，肺炎球菌によるカタル性結膜炎が多い[4]。粘液膿性眼脂を特徴とし，感染性鼻炎や中耳炎等を合併していることも多い。冬期の感冒が多い時期に起こりやすいことも特徴である。治療は抗菌点眼薬であるが，眼科で最も使用されているキノロン系抗菌薬に耐性であることが多いため，注意を要する。

2．アレルギー性結膜炎

アレルギー性結膜疾患は「I型アレルギーが関与する結膜の炎症性疾患で，何らかの自他覚症状をともなうもの」と定義されている[5]。症状は，強い瘙痒感，異物感，眼脂を中心に，重症例では角膜上皮障害も引き起こし，視力低下もきたす。2018年，眼アレルギー研究会がアレルギー疾患の有病率をwebで調査したところ，アレルギー性結膜炎は48.7%と，アレルギー性鼻炎（36.5%），アトピー性皮膚炎（7.0%），喘息（5.8%）に比較して非常に高いことが明らかになった[3]。アレルギー性結膜疾患は，①結膜に増殖病変を認めないアレルギー性結膜炎（季節性，通年性）（図9），②アトピー性皮膚炎に合併するアトピー性角結膜炎，③結膜に増殖性病変を持つ春季カタル（図10），④コンタクトレンズや縫合糸等の異物による巨大乳頭結膜炎に分類される。特に春季カタルのような重症例では，結膜のみならず角膜にも難治性上皮欠損（シールド潰瘍）を形成し（図11），視力低下をき

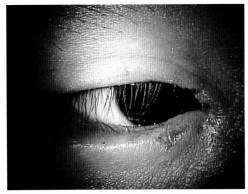

図 12. アトピー性角結膜炎患者に併発した
アトピー性眼瞼炎

たす．診断は，臨床症状とⅠ型アレルギー素因の
証明(血液検査等)，結膜でのⅠ型アレルギーの証
明により行う．近年はイムノクロマトグラフィ法
を用いた涙液総 IgE 検査キットが販売されてお
り，保険収載もされているため，確定診断を行う
ことが容易になってきた．治療は，アレルギー性
結膜炎の場合は，抗原回避を主体とするセルフケ
アと抗アレルギー点眼薬投与を軸に行い，自覚症
状が非常に強い場合にはステロイド点眼の併用を
考慮する．また，春季カタルのような重症例では，
抗アレルギー点眼薬と免疫抑制点眼薬をファース
トチョイスとして使用し，それでも抵抗する症例
に対してステロイド点眼薬の追加を行う．ステロ
イド点眼薬は，ある一定の割合で眼圧上昇をきた
すことが知られており(ステロイドレスポン
ダー)，特に小児では成人よりもステロイドレス
ポンダーの割合が高い[6]．ステロイド点眼薬を使用
する際には，必ず眼圧をモニタリングすることが
重要である．また，アトピー性角結膜炎患者は，ア
トピー性眼瞼炎を併発していることが多い(図12)．
重度のアトピー性眼瞼炎では，眼瞼の掻破行動に
より白内障，網膜剝離，円錐角膜等のアトピー性

眼症を惹起するため，皮膚科と連携してアトピー
性皮膚炎の治療も行う必要がある．

文　献

1) Hayasaka S, Noda S, Setogawa T：Epiblepharon
with inverted eyelashes in Japanese children. II.
Surgical repairs. Br J Ophthalmol, **73**(2)：128-
130, 1989. doi：10.1136/bjo.73.2.128［published
Online First：1989/02/01］
2) Wu AY, Gervasio KA, Gergoudis KN, et al：
Conservative therapy for chalazia：is it really
effective? Acta Ophthalmol, **96**(4)：e503-e509,
2018. doi：10.1111/aos.13675［published Online
First：2018/01/18］
3) Miyazaki D, Takamura E, Uchio E, et al：Japa-
nese guidelines for allergic conjunctival diseases
2020. Allergol Int, **69**(3)：346-355, 2020. doi：
10.1016/j.alit.2020.03.005［published Online First
：2020/11/20］
4) 井上幸次，大橋裕一，秦野　寛ほか：前眼部・外
眼部感染症における起炎菌判定　日本眼感染症
学会による眼感染症起炎菌・薬剤感受性多施設調
査(第一報)．日眼会誌，**115**(9)：810-813, 2011.
Summary 前眼部，外眼部感染症の起炎菌につ
いて横断的に解説．
5) 高村悦子，内尾英一，海老原伸行ほか：アレル
ギー性結膜疾患診療ガイドライン(第 2 版)．日眼
会誌，**114**(10)：829-870, 2010.
Summary アレルギー性結膜疾患の疫学，治療
についてのガイドライン，眼科医必読．
6) Bernstein HN, Mills DW, Becker B：Steroid-
induced elevation of intraocular pressure. Arch
Ophthalmol, **70**：15-18, 1963. doi：10.1001/archopht.
1963.00960050017005［published Online First：
1963/07/01］

MB OCULI. No. 103 : 27−32, 2021

特集／眼科医のための学校保健ガイド―最近の動向―

児童生徒のコンタクトレンズ 使用状況と啓発活動

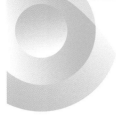

宮本裕子*

Key Words : コンタクトレンズ(contact lenses)，児童生徒(school children)，啓発活動(enlightenment activities)，１日使い捨てソフトコンタクトレンズ(one day disposable soft contact lenses)，オルソケラトロジー(orthokeratology)，カラーコンタクトレンズ(colored contact lenses)

Abstract : 児童生徒におけるコンタクトレンズの使用割合が増加しているとともに，装用開始年齢は低年齢化している．そして，正しい知識がないまま使用する例も散見される．近年は近視進行管理の目的でオルソケラトロジーレンズや多焦点ソフトコンタクトレンズが使用されることもあり，特に小学生におけるオルソケラトロジーレンズの使用割合が増えている．我々眼科学校医は児童生徒のコンタクトレンズ使用の現状を把握し，児童生徒とその保護者に対してコンタクトレンズに関する正しい知識を伝える必要がある．そこで，公益社団法人日本眼科医会が３年ごとに報告している学校現場でのコンタクトレンズ使用状況調査の結果からその現状を解説し，日頃行っている啓発活動の例を紹介する．

はじめに

コンタクトレンズ(以下，CL)は数十年前と比較し，より安全性の高いレンズへと開発が進んできた．とはいえ，CL は眼にとって異物であり，早期に装用を開始するとそれだけ装用年数は長くなる．しかし近年は，近視進行管理の目的で小学生からオルソケラトロジー(以下，OK)レンズやソフトコンタクトレンズ(以下，SCL)を装用することが増えてきつつある．一方で，CL に関する正しい知識のないまま使用して図1のような眼障害を生じたり，インターネット購入が増加し定期検査に来院しない例も増えている．小学校低学年では自分で CL の取り扱いができないことが多いので，本人とともに保護者への教育も必要となる．本稿では，児童生徒の CL 使用の現況を把握し，啓発活動の例を紹介する．

* Yuko MIYAMOTO，〒558-0023　大阪市住吉区山之内 3-1-7　アイアイ眼科医院，院長

学校現場での CL 使用状況

1．小・中・高校生の CL 使用者の割合

公益社団法人日本眼科医会(以下，日眼医)では，3 年に 1 度全国の学校医に協力をお願いして，小・中・高校の現場での CL 使用状況を調査している[1]~[3]．2018 年度[3]は，小学生が 30,882 名，中学生が 23,610 名，高校生が 40,069 名の合計 94,561 名を対象に調査が行われ，そのうち CL 使用者の割合は，小学生 0.3%，中学生 8.7%，高校生 27.5%であった．2000 年の結果が，順に 0.2%，4.6%，21.9%であったことから考え，使用者の割合は増加していることがうかがえる．さらに，学年が上がるにつれてその割合は高くなっているとも報告されている．

2．CL の装用開始年齢

アイアイ眼科医院で，13~64 歳の 190 名の CL 使用者を対象にアンケート調査を行い，初めて CL を装用した年齢を聴取したことがある．その

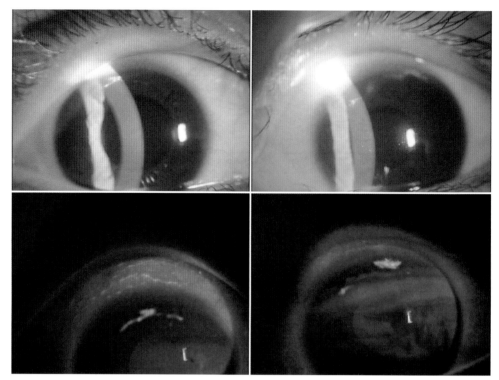

図 1. 13歳，女児

初めてコンタクトレンズの使用を希望して受診したところ，両眼の角膜上方に
弓形の上皮障害を認めた．正しい知識がないまま双子の妹のレンズを自己判断
で装用したためと思われる．

a	c
b	d

a：右眼の前眼部写真．角膜上方に上皮障害を認める．
b：右眼のフルオレセイン染色像．角膜上方に染色を認める．
c：左眼の前眼部写真．角膜上方に上皮障害を認める．
d：左眼のフルオレセイン染色像．角膜上方に染色を認める．

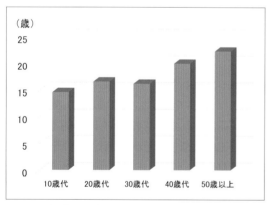

図 2. 年代別の初めてコンタクトレンズを装用
した年齢（13～64歳の190名のCL使用者を
対象に行ったアンケート調査）

結果を年代別に検討すると図2のごとく50歳以上
の方では平均22.3歳で初めてCLを装用している
のに対し，10歳代の方では中学生にあたる平均
14.6歳でCLを装用し始めており，初めてCLを
装用する年齢が低年齢化していることがわかる．

3．使用しているCLの種類

小・中・高校生の使用しているCLの種類を，
「日中装用のハードコンタクトレンズ（以下，
HCL）」，「連続装用のHCL」，「OKレンズ」，「使
用期限の決まっていないSCL」，「使用期限の決
まったSCL」，「カラーコンタクトレンズ（以下，
カラコン）」に分類して調査した日眼医の報告[3]に
よると，小・中・高校生ともに「使用期限の決まっ
たSCL」が最も多かった（図3）．また，図3-aのご
とく，小学生では，中・高生に比べ「OKレンズ」
の使用割合が非常に高くなっており，2000年と比
較してもその割合が増加してきている．最初に述
べたように，近視進行管理を目的とした処方のた
めではないかと思われる．さらに，「カラコン」の
使用割合に関しては，中学生，高校生，小学生の

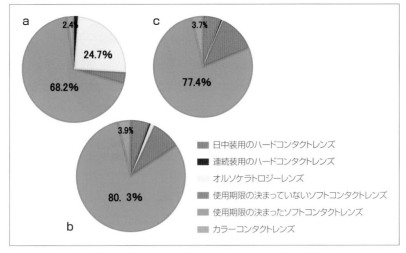

図 3. 使用しているコンタクトレンズの種類
a：小学生　　b：中学生　　c：高校生
（文献 3 を参照して作成）

順に高いが，小学生でも使用している例があるのがわかる．

4．使用期限の決まった SCL の内訳

日眼医の報告[3]をもとに，最長 1 日で使用したら捨てる「1 日使い捨て」，最長 2 週間で交換する「頻回交換型」，最長 1〜6 か月で交換する「定期交換型」，1 週間連続装用して使い捨てる「1 週間連続装用」，「その他」に分けて使用割合をグラフにした（図 4）．すると，小・中・高校生すべてにおいて「1 日使い捨て」が最も多く使用されており，小学生，中学生，高校生の順にその割合が高くなっていた．自身でケアせず，毎回新しいレンズを入れるので清潔で安全性が高く，小学生の保護者から好まれるのではと推測する．逆に「頻回交換型」は高校生，中学生，小学生の順に多く使われており，自身でケアができる年齢となりコストの面からも好まれるためと考える．経時的にみると中学生では 2015 年の時点で「1 日使い捨て」が「頻回交換型」を超え，高校生では 2018 年に「1 日使い捨て」と「頻回交換型」の使用割合が逆転し「1 日使い捨て」が最も多くなった．いずれにしても，「1 日使い捨て」を使用する児童生徒が多いことがわかる．世界的にみても我が国は 1 日使い捨て SCL の処方割合が高いほうで[4]，清潔で安全性を好む国民性なのかもしれない．

5．レンズケアに関して

中学生と高校生に指示通りのケアを行っている

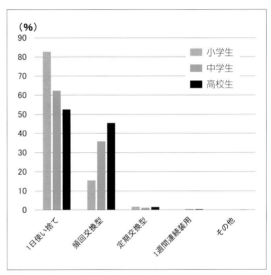

図 4. 使用期限の決まったソフトコンタクトレンズの内訳
「1 日使い捨て」が最も多く使用されており，小学生，中学生，高校生の順にその割合が高く，「頻回交換型」はその逆である．
（文献 3 を参照して作成）

か尋ねた結果[3]，図 5 のごとく高校生のほうが中学生より指示通り行っていると回答した割合が高かったが，9 年前と比較し両者とも徐々にその割合は減少している．また，毎回洗浄しなければならないレンズケースに関しても，中学生においても高校生においても正しく行っている割合が 2015 年と比較し 2018 年には減少していた[3]．「1 日使い捨て」の使用割合は増えているが，ケアの必

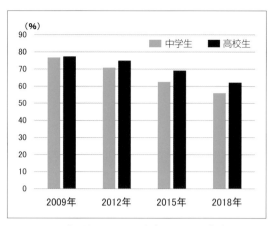

図 5. 指示通りのケアを行っている割合の
経時的変化
（文献 3 を参照して作成）

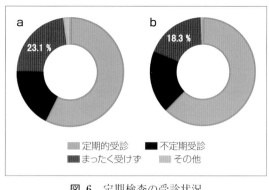

図 6. 定期検査の受診状況
定期検査を「まったく受けず」という例が中学生
で 23.1%，高校生で 18.3% であった．
a：中学生　　b：高校生
（文献 3 を参照して作成）

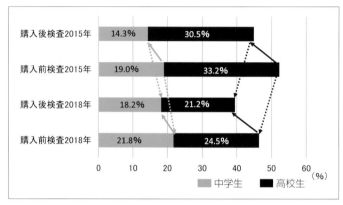

図 7. カラーコンタクトレンズの購入前後の検査を
受けている割合
（文献 3 を参照して作成）

要なレンズに関しては指示通り遵守できておらず
感染症を発症する危険もあり注意が必要である．

6. 定期検査の受診状況

　定期検査に関して，「まったく受けず」という例
が中学生で 23.1%，高校生で 18.3% あり，定期検
査を受けていない状況がわかる（図 6）．眼科学校
医として，その重要性について啓発することが必
要であると感じる．さらには，2006～2018 年の状
況をみると[3]，中学生も高校生もその割合は年々
増加している．レンズ度数の変化が激しい年齢で
もあり，定期検査で眼障害の有無はもちろんのこと
使用中の CL に関してのチェック，そして正しい
取り扱いができているかの確認が必要である．定
期検査を受けなかったために，眼障害を起こして
いる自身の眼の状態に気がつかなかった例もある[5]．

7. カラコンの使用

　カラコンを使用したことのある中学生は，2009
年は 2.2% であったのが 2018 年には 14.3% とな
り，高校生では，2009 年の 3.3% から 2018 年は
18.2% と明らかに増加している[3]．購入時に使用
方法の説明を受けた中学生は 58.2% で，2009 年の
46.1% より増加しているが，高校生は 67.0% から
57.2% に減少している．購入前後の検査について
は，図 7 のごとく 2018 年度の結果では，中学生で
購入前に検査を受けていると回答したのが
21.8% であったが購入後は 18.2% に減少してい
る．高校生でも同じく 24.5% から 21.2% に減って
いる．2015 年の結果では，中学生で 19.0% から
14.3% になり，高校生では 33.2% から 30.5% に減
少していた．いずれも購入後に検査を受けない傾

向があるのがわかる(図7-実線矢印). また経時的にみると(図7-破線矢印), 高校生では2015年度に比べ2018年度のほうが検査を受ける例が減少している. しかし, 中学生は2018年のほうが増えているので, この点は好ましい傾向と思われる.

児童生徒への啓発活動

1. 中・高生へのCLに関する啓発活動

今までから, 日眼医の学校保健部では中・高生に対する啓発活動を積極的に行ってきた. 日眼医のホームページからCL関連の啓発資料を入手でき[6], またメンバーズルームに入ると, 学校保健教材のなかからCLに関するパワーポイントスライドを利用できるようになっている. また, 学校保健ポータルサイトには, 「中学生・高校生のためのコンタクトレンズガイド」を無料で入手できるようになっている[7]ので, 学校医の先生方はこれらをご活用いただくと良いかと思う.

2. 小学生へのCLに関する啓発活動

CLを使用し始める年齢が低年齢化していることもあり, CLを使用し始める前の早期からCLに関する正しい知識が必要と考え, 大阪府健康医療部薬務課製造審査グループで, 「CLの適正使用に関する小・中学生向け教育用冊子の作成と教育方法」をテーマにワーキンググループが立ち上げられた. 筆者が委員長を務め教育指導のための資料を作成した[8]. 資料の特長としては, 冊子は児童が親しみやすいようにイラストを豊富に使用し, 保護者にも読んでいただけるよう裏表紙から解説がつけてあることや, 授業を行うための教育者向けの説明資料があり, 授業の前に知識を整理することができるようになっている. そして, パワーポイントスライドをそのまま授業に活用できること等が有用な点である. 自由にダウンロードして使用できるので, 養護教諭もすぐに入手することが可能で, 学校医の先生方にも利用していただき, 担当校で養護教諭と協力して授業を行い, 小学生にCLの正しい知識を指導していただきたい. 筆者は, 一昨年と昨年度にそれを用いて実際

図8. 公益財団法人日本眼科医会が中心になって作成した啓発動画のQRコード

に小学5, 6年生に授業を行い, 授業の前にアンケート調査を施行した. アンケートの結果[9]をみると, 24%(男児17%・女児30%)の児童が「CLを使ってみたい」と回答し, 3%の児童は「すでに使用している」と回答した. しかし, CLを使ってみたいときに眼科へ行かないと思っている児童が24%もいることがわかった.

今回この授業を通して, 児童がCLに関する正しい知識を取得する良いきっかけになったと感じている. 5年生の児童たちが授業の感想文を寄せてくれたが, そこには, 「いろいろな種類のCLがあることがわかった」, 「正しく使うと便利だが, 間違うと瞼の裏にぶつぶつができたり黒目が白くなったりするので正しく使おうと思う」等と書かれてあった. 皆, 非常に熱心に興味深く耳を傾けていたのが印象的であった. 「将来CLを使おうと思ったとき, 今の話を忘れないでおこうと思う」という心強い発言もあった.

3. 日眼医, 日本CL学会, 日本CL協会による啓発動画(図8)

日眼医が中心となって, CLを正しく取り扱うことに関して「放課後にモンスターたちが○○は嫌だをやってみた」というタイトルの啓発動画が作成された. 図8のQRコードから一度ご覧いただければと思う. いつでもYouTubeで閲覧できるので, 一人でも多くのCLユーザーの目に触れることを願っている. 前述した小学生に対する授業において, 昨年度から授業の最後にこの動画を

観てもらうようにした．すると，さらに集中力が上がり，児童に対しても非常に有用だと感じた．

おわりに

学校保健における児童生徒の CL 使用状況をみると，今後の動向が非常に気になるところである．現在はコロナ禍のため難しいかもしれないが，感染拡大防止措置をしっかり行ったうえで，眼科学校医として児童生徒の眼を守るために，地道に啓発活動を行うことが重要だと考える．CL を使う児童生徒が CL の正しい取り扱い方法を遵守し，安全で有用な CL ライフを送れるよう願うばかりである．

文　献

1) 宇津見義一，宮浦　徹，柏井真理子ほか：平成 24 年度学校現場でのコンタクトレンズ使用状況調査．日本の眼科，**85**：346-366，2014.
2) 宇津見義一，柏井真理子，宮浦　徹ほか：平成 27 年度学校現場でのコンタクトレンズ使用状況調査．日本の眼科，**88**：179-199，2017.
3) 渡辺英臣，柏井真理子，大藪由布子ほか：平成 30 年度学校現場でのコンタクトレンズ使用状況調査．日本の眼科，**90**：1194-1216，2019.
   Summary　現在の日本における児童生徒の CL 使用状況がまとまっており，その状況の推移も知ることのできる貴重なデータが掲載されている．
4) International CL prescribing in 2020：CL Spectrum January. pp. 32-38, 2021.
5) 宮本裕子，月山純子，福田昌彦ほか：ソフトコンタクトレンズによって Corneal warpage を生じた 3 症例．日コンタクトレンズ会誌，**56**：133-137，2014.
6) 公益社団法人日本眼科医会ホームページ 学校保健関連情報.
   https://www.gankaikai.or.jp/school-health/
7) 学校保健ポータルサイト「中学生・高校生のためのコンタクトレンズガイド」.
   https://www.gakkohoken.jp/themes/archives/133
8) 大阪府ホームページ「コンタクトレンズの適正使用に関する小・中学生への教育について」.
   http://www.pref.osaka.lg.jp/yakumu/kiki_taisaku/contact_kyoiku.html
9) 宮本裕子，宮浦　徹：小中学生に対するコンタクトレンズに関する指導．令和 2 年度 第 51 回全国学校保健・学校医大会抄録集, pp. 139-142, 2020.

MB OCULI. No. 103：33−44, 2021

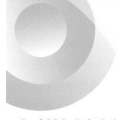

特集／眼科医のための学校保健ガイド―最近の動向―

学校での ICT 活用と眼について

宇津見義一*

Key Words： ICT 活用(use of ICT)，すべての人にグローバルで革新的な入口を(global and innovation gateway for all：GIGA)，近視抑制(myopia control)，ブルーライト(blue light)，デジタル端末(digital terminals)

Abstract： 2021 年 4 月から全国の学校では児童生徒に 1 人 1 台のデジタル端末が配布されて，紙の教科書とともに併用することとなった．文部科学省は 2011 年から ICT 活用による学びのイノベーション事業を立ち上げ，2014 年には ICT 活用のバイブルともいわれている児童生徒の健康に留意して ICT を活用するためのガイドブックが発行され，全国の学校，学校関係者に周知されている．2016 年には学習者用デジタル教科書と適切に組み合わせ学習者用デジタル教科書の使用は各学年各教科授業時数の 1/2 未満としたが，今後は変更する可能性が高い．ICT 活用により眼の疲れや近視進行等の影響は少なくないために多くのルールを守る必要がある．そのルールとしては外遊びのすすめ，就寝前のデジタル端末使用制限，眼とデジタル端末との距離は 30 cm 以上を推奨，30 分に 1 回は 20 秒以上遠くを見る等，最近の動向を記載した．

はじめに

2019 年 12 月に文部科学省(以下，文科省)は教育改革の一環である「GIGA スクール構想」を立ち上げた．GIGA とは「global and innovation gateway for all」で，「すべての人にグローバルで革新的な入口を」を意味する．つまり GIGA スクール構想とはすべての人に，世界のさまざまな技術革新を利用できるようにすることであり，児童生徒に 1 人 1 台の端末と高速大容量の通信ネットワーク環境等を整備する 5 年間計画をまとめたものである．しかし，新型コロナウイルス感染症の影響も受けて，GIGA スクール構想はその必要性が急加速し，予算措置も取られ，2021 年 4 月から全国の小中学校は information and communication technology(以下，ICT)として 1 人 1 台のデジタ

ル機器を使用した環境となった．

一方，本邦の学校における ICT 活用は OECD (経済協力開発機構)各国の間では遅れており，実際には子どもたち，学校教職員等は早急に ICT を活用しなければならず，混乱が避けられない．ICT 活用には非常に多くの配慮が必要であり，文科省はそれを実現すべく多くの委員会等を立ち上げてその対応をはかっている．

今回，ICT 活用は学校のみならず家庭でのデジタル端末使用がかかわっている．デジタル端末使用は眼精疲労や近視進行等につながる．行政の ICT 活用への経緯と眼に対する影響や対応について最近の動向を述べる．

学校でのデジタル機器等におけるICT活用の経緯

2011 年に文科省は「学びのイノベーション事業」を開始し，ICT を活用して子どもたちが主体的に学習する実証研究，児童生徒の健康面への影

* Yoshikazu UTSUMI, 〒231-0066　横浜市中区日ノ出町 2-112　宇津見眼科医院，院長

響等に関する調査を行い，2014年に文科省から学びのイノベーション事業実証研究報告書が報告された．そのなかには「児童生徒の健康に留意してICTを活用するためのガイドブック」が発行され，全国の学校，学校関係者に周知されている[1][2]．2016年には学習者用デジタル教科書の導入を段階的に進め，紙の教科書を主として使用し，学習者用デジタル教科書と適切に組み合わせること[3]や，学習者用デジタル教科書を使用できるのは各学年各教科授業時数の1/2未満であること[4]等を示し，特別な配慮を必要とする生徒等にはこの限りでないこと，そして眼と学習者用コンピュータの画面との距離を30 cm程度以上離すよう指導することを周知している[5]．

2019年12月に文科省は前述した「GIGAスクール構想」を立ち上げ1人1台端末環境の整備に加えて，2020年度から始まる新学習指導要領を踏まえた「主体的・対話的で深い学び」の視点からの授業改善や，障害等により教科書を使用して学習することが困難な児童生徒の学習上の支援のため，必要に応じて「デジタル教科書」を通常の紙の教科書に代えて使用することができるように措置を講じている．

2020年12月に「デジタル教科書の今後の在り方等に関する検討会議」は学習者用デジタル教科書の使用を各教科等の授業時数の1/2に満たないこととする基準の見直しについての提言を発出し，その後の検討事項とされている[6]．

さらに2021年3月12日には文科省から「GIGAスクール構想の下で整備された1人1台端末の積極的な利活用等について」の通知が発せられた[7]．内容は端末の整備・活用，個人情報保護とクラウド活用，ICTの積極的利活用，教師のICT活用指導力の向上，情報モラル教育等に加えて，ICT活用での児童生徒の健康配慮等について記載されているので，後述する．

そのなかで2021年3月3日に日本眼科医会（以下，日眼医）は，文科省のICT教育・GIGAスクール構想と眼科学校医の関わりとして，「眼科学校医が知っておくべき25のポイント」を発行した．これは文科省からの情報や眼科関連情報が詳細に記載されている参考にすべき内容である[8]．

2020年から文科省のデジタル教科書の関連会議のなかで，眼科医は「小・中・高等学校を通じた情報教育強化事業（情報モラル教育推進事業）」検討委員会，「学習者用デジタル教科書の効果・影響等に関する実証研究事業」実証研究委員会，「デジタル教科書の今後の在り方等に関する検討会議」に参画しており，デジタル教科書事業への眼科医としての意見を述べている．そのなかでデジタル教科書の眼や健康への影響に対して調査検討しており，今後も継続され，見解が報告されることと思う．

2014年「児童生徒の健康に留意して ICTを活用するためのガイドブック」

2014年の前述の文科省からの「児童生徒の健康に留意してICTを活用するためのガイドブック」は，ICT機器の画面の見えにくさの原因やその改善方策，児童生徒の姿勢に関する指導の充実等，教員や児童生徒が授業においてICTを円滑に活用するための留意事項について，専門家の知見等も踏まえわかりやすく掲載している．そこでは健康面への影響等への配慮は学校のみならず，家庭でも連携するようにICT機器を利用する際の姿勢の適正化や，利用の仕方等が掲載されているので主な項目を解説する．

1．ICTの具体的な改善方策
1）教室の明るさ

教室の明るさの考え方，適正な教室環境を確保するためのカーテンや電灯の利用方法について例示した（図1）．電子黒板を利用するときは，明るさ調整のため通常のカーテンだけでなく厚手や遮光カーテンのように太陽光を通しづらいものを設置する．廊下側からの光により電子黒板の画面への映り込みが発生することがあるので，廊下側にもカーテンを設置する等，状況に応じて対応する．さらに照明環境への配慮も必要である（図2）．

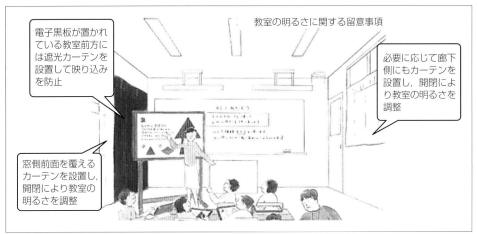

図 1. 教室の明るさ：カーテンによる映り込みの防止

教室内の明るさを均一にする．明暗が激しいと目の疲れを早める．また，
暗すぎると瞳孔が開きピントが合わせにくく疲れやすくなる．
カーテンによる映り込み防止．窓からの太陽光と電子黒板の明るさの差が
極端に異ならないようカーテンを使用して対応に配慮する．

（文献 2 より改変）

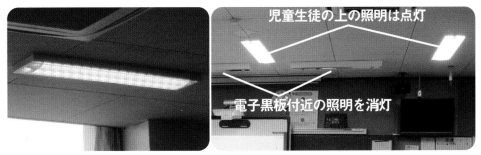

a | b

図 2. 教室の明るさ：照明環境への配慮

基本的に照明を点けて利用するが，電子黒板周辺の照明は消して
光の反射を軽減する．
電子黒板のある教室前方の照明を消し，教室のなかほどから後方
の照明を点けると効果的．
　a：照明の反射防止対策の例
　b：電子黒板付近の照明を消した例

（文献 2 より改変）

基本的には照明を点けて利用するが，電子黒板周辺の照明は消して光の反射を軽減する．電子黒板のある教室前方の照明を消し，教室のなかほどから後方の照明を点けると効果的である．

2）電子黒板

電子黒板の画面が見えにくいと眼が疲れるために，画面への映り込みの防止が必要となる（図3）．電子黒板の反射に注意し，電子黒板は窓に背を向けるよう角度をつけ，設置場所を窓から離すよう移動する．さらに反射防止用フィルタや反射防止

型ディスプレイを利用する．電子黒板の見やすさへの配慮（図4）には，明るい背景に濃い文字で表示するポジティブ表示が良く，最前列の子どもたちの机と電子黒板との距離を一定程度離す．教室最後部からでも見やすいよう最小限の情報に絞り，拡大機能を利用して欲しい．色覚異常を有する子どもたちは男子では20人に1人，女子では500人に1人いるので，色使いは大切である．文字，図等の色は積極的に色覚バリアフリーとし，文字や図を示すときは色名のみで指示しないよう

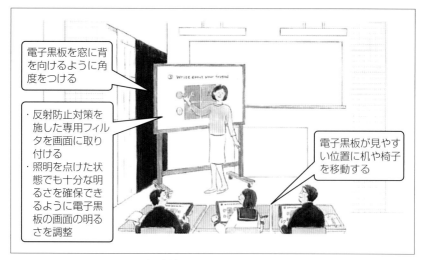

図 3. 電子黒板：画面への映り込みの防止

電子黒板が見にくいと目の疲れが増える．電子黒板の反射に注意する．
電子黒板は窓に背を向けるよう角度をつけ，設置場所を窓から離すよう
移動する．
反射防止用フィルタや反射防止型ディスプレイを利用する．

（文献 2 より改変）

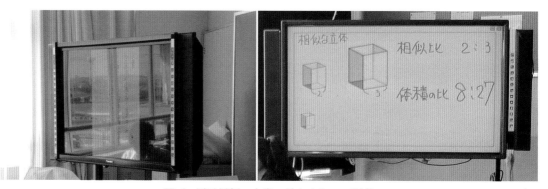

図 4. 電子黒板：文字の見やすさへの配慮　　　　　　　　　　　　　a｜b

明るい背景に濃い文字で表示するポジティブ表示が良い．
最前列の子どもたちの机と電子黒板との距離を一定程度離す．教室最後部からでも
見やすいよう最小限の情報に絞り，拡大機能を利用する．
色覚異常を有する子どもたちは男子では 20 人に 1 人，女子では 500 人に 1 人いるので，
色使いは大切．
文字，図等の色は積極的に色覚バリアフリーとし，文字や図を示すときは色名のみ
で指示しないようにする．
色合いだけでなくコントラストに差をつけると見やすい．
白黒表示したときに誰でもが見やすい色合い，コントラストにすることが重要．
　　　　　a：電子黒板の画面が反射している例　　　b：ポジティブ表示の例

（文献 2 より改変）

にする．色合いだけでなくコントラストに差をつ
けると見やすい．白黒表示したときに誰でもが見
やすい色合い，コントラストにすることが重要で
ある．

3）タブレット PC

タブレット PC 画面は姿勢が悪いと見えにくい
ので姿勢が良くなるよう指導する．机と椅子の高
さを適切に調整し，視線とタブレット PC の画面
を直交する角度に近づける（図 5）．画面への映り

図 5.

タブレット PC：姿勢に関する指導

タブレット PC 画面は反射が気になり，目が疲れる．

子どもたちの姿勢が悪いとタブレット PC が見えにくいので姿勢が良くなるよう指導する．

机と椅子の高さを適切に調整し，視線とタブレット PC の画面を直交する角度に近づける．

（文献 2 より改変）

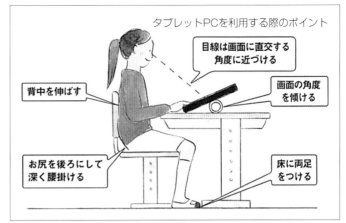

図 6.

タブレット PC：画面への映り込みの防止・使いやすさへの配慮

〈画面への映り込み防止〉

画面に照明が反射しないように，児童生徒が自分でタブレット PC の画面の角度を調整するよう指導．

タブレット PC の画面に反射防止用フィルタを取り付けることで，画面の反射の軽減，破損時の安全性が向上．

〈使いやすさへの配慮〉

画面の明るさを設定して見やすくする等，児童生徒自身で操作性の向上をはかれるよう配慮する．

同じ姿勢を長時間続けないように，長時間にわたり電子黒板やタブレット PC の画面を注視しない等，目や身体の疲労を軽減するように授業の実施方法に工夫（身体を動かす等）する必要がある．

（文献 2 より改変）

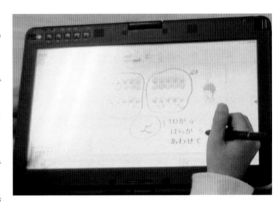

込み防止するために，画面に照明が反射しないように，児童生徒が自分でタブレット PC の画面の角度を調整するよう指導する．タブレット PC の画面に反射防止用フィルタを取りつけることで，画面の反射の軽減，破損時の安全性が向上する．使いやすさへの配慮として，画面の明るさを設定して見やすくする等，児童生徒自身で操作性の向上をはかれるよう配慮する．同じ姿勢を長時間続けないように，長時間にわたり電子黒板やタブレット PC の画面を注視しない等，眼や身体の疲労を軽減するように授業の実施方法に工夫（身体を動かす等）する必要がある（図 6）．

　4）専門家からのコメント

　専門家からのコメントでは，眼科・耳鼻科的な留意点として，子どもの視力について，ドライアイ，色のバリアフリー，睡眠前の ICT 機器の利用，ブルーライト，ヘッドフォンの音量による児童生徒の健康面への影響について記載され，現在の文科省デジタル教科書活用の基本となっているため，2021 年時点での眼科項目においては新たな知見を踏まえて後述する．

　2．ICT 活用と眼について

　2014 年の児童生徒の健康に留意して ICT を活用するためのガイドブックには専門家からのコメントが記載されているが，2021 年 6 月までの眼科領域での海外を含めた新たな知見を紹介する．

　1）子どもの視力について

　文科省学校保健統計調査では，学校の裸眼視力検査で 0.3 未満の子どもが昭和 54 年と平成 27 年の 36 年間に小学校では 3.1 倍増加した（図 7）．そのほとんどが近視といわれている．平成 30 年度の総務省からのモバイル機器等の利用率では，10 代はスマートフォンが 90.8％　フィーチャーフォンが 7.8％，タブレットが 38.3％であり，20 代は

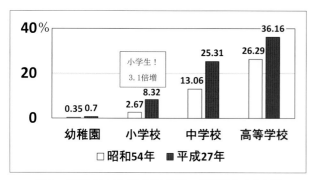

図 7. 昭和 54 年と平成 27 年度の裸眼視力 0.3 未満
（文科省学校保健統計調査（36 年間）より）

表 1. 世界の近視・強度近視の 2000 年と 2050 年の
　　有病率
　　国内総生産（GDP）の大きな国々は近視の割合が
　　高い傾向.
　　社会経済的な地位が高い人々は屋外で過ごす時
　　間が少ないためと考えられている.
　　子どもが屋外で過ごす時間が少ないことがよく
　　ないと考えられている.

	世界人口の 近視の割合	世界人口の 高度近視の割合
2000 年	22.9%	2.7%
2050 年	49.8%と予測	9.8%と予測

（文献 10 より）

スマートフォンが 99.0%　フィーチャーフォン
が 11.5%，タブレットが 35.9% と子どもや若年層
にデジタル機器が多く利用されていることがわか
る[9]．

　日本の近視人口は 8～9 割と世界的にも多い．今
では近視の原因は遺伝とともに生活習慣が有力で
ある．ゲーム機器やスマートフォン等のデジタル
機器を長時間使用，近い距離で見続け，外遊びも
少ないこと等で，誰もが近視発症のリスクを抱え
ているといわれている．

　2016 年，Holden らは 1995 年から世界の 210 万
人が参加した 145 の研究をまとめた[10]．2000 年に
は近視が世界人口の 22.9%，高度近視が 2.7%，
2050 年には近視が世界人口の 49.8%，高度近視が
9.8% と予測した（表 1）．国内総生産（GDP）の大き
な国々は近視の割合が高い傾向にある．社会経済
的な地位が高い人々は屋外で過ごす時間が少ない
ためと考えられている．子どもが屋外で過ごす時
間が少ないことがよくないと考えられている．屋
内に引きこもって日光を浴びないでいることと近
視との関係が少数の研究で示されている．

　Jones らによると 1 日 2 時間，週 14 時間，屋外
で遊んでいる子どもは，両親が近視であっても近
視になる確率は大幅に減るという[11]．また台湾の
Wu らは，台湾行政府に働きかけて子どもたちの
屋外滞在時間を増やしたところ，台湾全体での裸
眼視力が向上したことを報告している[12]．以上よ
り屋外で過ごすことは近視を抑制するのかについ
てはいくつかの説があるが，2017 年に慶應義塾大
学眼科グループが，太陽の光のなかに含まれる可
視光線のバイオレットライト（波長 360～400 nm）

が近視を抑制することを発見した[13]．この光は屋
外では多くあるが，屋内にはほとんどない．さら
に同グループの報告で，人は 9 つの種類の光受容
体オプシンを持つが，このうち OPN5 と呼ばれる
進化的に古い光受容体は，バイオレットライトに
のみ感受性があることがわかっている．この非視
覚系オプシンである神経節細胞層に発現する
OPN5 が，バイオレットライトで刺激されること
により，近視進行を抑制することが最近わかって
きている[14]．

2）ドライアイ

　ドライアイは涙が蒸発しやすくなり，眼がしょ
ぼしょぼしたり，充血，疲れ目等の症状を生じる．
重症例は少ないが，多くは涙液蒸発過多型が多
い．VDT 作業では瞬目回数が減少することで，角
膜上の涙液が破綻し，角膜表面が乾燥しやすくな
る（表 2）[15]．タブレット PC や電子黒板を長時間集
中して見続けることがないように配慮する．ヒア
ルロン酸やムチン製剤や人工涙液の点眼にてドラ
イアイ症状は緩和が可能であるので，眼科医に相
談すると良い．

3）色のバリアフリー

　色覚異常を有する者は男子では 20 人に 1 人（約
5%），女子では 500 人に 1 人（約 0.2%）いるので，
教職員は色の多用を控え，色使いに配慮する．文
字，図等の色は積極的に色覚バリアフリーとし
て，文字や図を示すときは色名のみで指示しない
ようにする．色合いだけでなくコントラストに差
をつけると見やすい．白黒表示したときに誰でも
が見やすい色合い，コントラストが重要である．

色覚にかかわる啓発参考資料としては，公益財団法人日本学校保健会のホームページ（以下，HP），学校保健ポータルサイト「眼」，そして公益財団法人日本眼科医会HP，色覚関連情報等を参考として欲しい．

4）睡眠前のICT機器の利用

睡眠前にICT機器からの強い光を浴びると，画面の明るさから，入眠作用があるホルモン「メラトニン」の分泌が阻害され寝つきが悪くなる可能性がある．夜ふかしを防止する意味でも，睡眠前の強い光を発するICT機器の利用を控える．児童生徒がデジタル機器を家庭に持ち帰る可能性もあるため，家庭にあるスマートフォン等のデジタル機器とともに就寝前1時間以内の使用は控えると良い[16)17)]．

5）ブルーライト

デジタル機器からはブルーライトが出ており，眼に対する影響が議論されている．医学的な評価は定まっていなかったが，一部の業者による過大評価等があり混乱したために，2021年4月14日に日本眼科学会，日本眼科医会，日本近視学会，日本弱視斜視学会，日本小児眼科学会，日本視能訓練士協会の6団体は共同して「小児のブルーライトカット眼鏡装用に対する慎重意見」を提言し

表 2. VDT作業とドライアイの関係

ドライアイは涙が蒸発しやすくなり，眼がしょぼしょぼしたり，充血，疲れ目等の症状を生じる（重症例は少ないが，多くは涙液蒸発過多型が多い）．タブレットPCや電子黒板を長時間集中して見続けることがないように配慮する．

● VDT作業と瞬目数	
（健常者平均年齢35.2歳，平均23.0±9.9回）	
各種作業	瞬目数(回)
前方視	20.8±10.0
読　書	9.6±4.5
ワープロ	6.1±3.5
コンピューターゲーム	5.2±3.7
結論：VDT作業では角膜上で涙液が破綻し角膜表面が乾燥する可能性が高くなると思われた．	

（文献15より）

た（表3）[18)]．それによると夜遅くまでのデジタル端末の強い光により睡眠障害をきたす恐れが指摘されており，ブルーライトをカットすることで一定の効果が見込まれる可能性があるとしている．一方，

①デジタル端末からのブルーライトは自然光より少なく[19)]，網膜に障害を生じることはないレベルとしている[20)]．

②小児にとって太陽光を浴びないことは，近視進行のリスクが高まる[21)]．ブルーライトカット眼鏡装用はブルーライトの曝露自体より有害である可能性が否定できない[22)]．

③米国一流科学誌に掲載されたランダム化比較

表 3. 小児のブルーライトカット眼鏡装用に対する慎重意見

夜遅くまでデジタル端末の強い光を浴びると，睡眠障害をきたす恐れが指摘されています．したがって，夕方以降にブルーライトをカットすることには，一定の効果が見込まれる可能性はあります．

①デジタル端末の液晶画面から発せられるブルーライトは，曇天や窓越しの自然光よりも少なく[19)]，網膜に障害を生じることはないレベルであり，いたずらにブルーライトを恐れる必要はないと報告されています[20)]．

②小児にとって太陽光は，心身の発育に好影響を与えるものです．なかでも十分な太陽光を浴びない場合，小児の近視進行のリスクが高まります[21)]．ブルーライトカット眼鏡の装用は，ブルーライトの曝露自体よりも有害である可能性が否定できません[22)]．

③最新の米国一流科学誌に掲載されたランダム化比較試験では，ブルーライトカット眼鏡には眼精疲労を軽減する効果が全くないと報告されています[23)]．

④体内時計を考慮した場合，就寝前ならともかく，日中にブルーライトカット眼鏡をあえて装用する有用性は根拠に欠けます．産業衛生分野では，日中の仕事は窓ぎわの明るい環境下で行うことが奨められています[24)]．

以上から，小児にブルーライトカット眼鏡の装用を推奨する根拠はなく，むしろブルーライトカット眼鏡装用は発育に悪影響を与えかねません．

（文献18より改変）

試験では，ブルーライトカット眼鏡には眼精疲労を軽減する効果が全くないと報告されている[23]．

④体内時計を考慮すると，就寝前ならともかく，日中にブルーライトカット眼鏡をあえて装用する有効性は根拠に欠ける．産業衛生分野では，日中の仕事は窓際の明るい環境下で行うことが奨められている[24]．

以上から小児にブルーライトカット眼鏡の装用を推奨する根拠はなく，むしろブルーライトカット眼鏡装用は発育に悪影響を与えかねないとしている．

ガイドブック以外の追加事項

1．眼とデジタル端末との距離は 30 cm 以上離す

学習者用デジタル教科書を使用する際には，姿勢に関する指導を適切に行い，目と学習者用コンピュータの画面との距離を 30 cm 程度以上離すよう指導すること．平岡，不二門らは，スマートフォン視距離と水平眼位ずれ量は健常者でも 20 cm の視距離では，固視ずれは 30 cm, 50 cm と比較して輻湊や調節による視覚負荷は大きい（疲れやすい）と報告している．視距離 20 cm では間欠性外斜視では時々単眼視している[25]．

2．デジタル端末の使用時間や近視になりやすい要因

学校では各教科等の授業時数の 1/2 未満であることとしているが，家庭においては連続して長時間使用する可能性があり，遠隔授業を導入すると授業時間はデジタルデバイス使用となるために視機能への影響が危惧されると報告している[26]．

近視になりやすい要因は，①アジア人であること（OR 11.0, p＜0.0001），②両親のうち 1 人以上が近視（OR 2.7, p＜0.0001），③30 cm 未満の距離で読書をすること（OR 2.5, p＜0.0001），④30分以上持続して読書をすること（OR 1.5, p＝0.02）との報告がある[27]．

3．30 分に 1 回は 20 秒以上画面から眼を離し遠方を見る

30 分に 1 回は 20 秒以上画面から眼を離し，遠方を見ること等で眼を休めるように指導する．デジタル教科書を見続ける学習時間が一度に長くならないようにすること．長時間の注視は眼精疲労やドライアイを生じる可能性がある．休み時間には児童生徒に太陽光のもとで積極的に屋外活動を促すことで，近視進行は抑制されうる[8]．

コロナ禍の生活様式とICT 活用の変化と近視の増加

2020 年 7 月に近視予防の知識の普及，啓発を行う「近視予防フォーラム」（発起人代表：坪田一男先生）は「新型コロナウイルスによって変化した子どもの生活実態」に関するネット調査結果を発表した[28]．実施時期は 2020 年 6 月 25〜28 日．対象は小中学生の保護者 1,000 人．結果は新型コロナによる新しい生活様式で行動変化があった小中学生のうち 6 割以上が「スケジュール過密化」傾向になり，1 年前に比べて「外遊び時間」は 4 割以上短縮し 1 日平均 35.4 分となり，視力低下を心配する親は 70.6％であった．専門家は子どもの新しい生活様式と視力低下に関係性ありと警鐘を鳴らしている．

小中学生の生活時間の変化では「屋外で遊ぶ時間が減った」が 67.1％であった（図 8）．小中学生が 1 日に外で遊ぶ時間は平均 61.1 分であり，緊急事態宣言に伴う外出自粛中では平均 24.2 分で，現在（以下，2020 年 7 月 20 日頃）は平均 35.4 分となり，1 年前と比べると 25 分以上，4 割も短くなったままであった（図 9）．さらに小中学生全体では，パソコン，タブレット，スマートフォンの視聴時間は 1 日平均で昨年が 58.5 分，自粛中が 129.7分，現在が 79.2 分で，現在は 1 年前より 20.7 分も長くなり，約 35.4％増加していた（図 10）．坪田らは今回の調査で屋外で過ごす時間がさらに減ったことが明らかになり，Pellegirini らは新型コロナウイルスで世界的に近視の増加に拍車がかかる

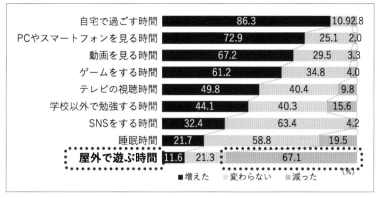

図 8. 小中学生の生活時間の変化(n＝1,000)

（文献 28 より）

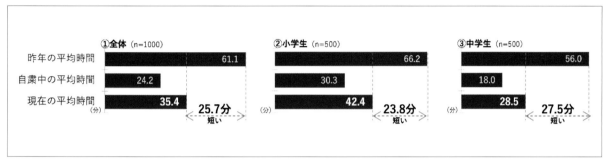

図 9. 小中学生が 1 日に外で遊ぶ平均時間

（文献 28 より）

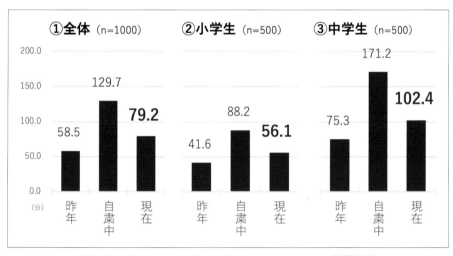

図 10. パソコン，タブレット，スマートフォンの視聴時間

（文献 28 より）

可能性があるという警鐘を鳴らした[29].

屈折異常に関する本邦のこれまでの報告では，2020 年に宮浦ら[30]は小学校全児童の 27.1％が近視，同様に中学校では全生徒の 52.6％，高等学校では全生徒の 64.4％が近視であったと推定され，Matsumura らの奈良市での疫学調査[31]では，1996

年には 17 歳の 65.6％が近視であったと報告されている.

一方，2019 年に Yotsukura ら[32]は東京都内の小中学生 1,416 人を対象とした近視疫学研究を行い，近視有病率を報告した. 結果は小学生 689 人の近視有病率が 76.5％，強度近視有病率は 4.0％

表 4. 東京都内小中学生 1,416 人の近視有病率

	近視有病率	強度近視有病率
小学生 689 人	76.5%	4.0%
(6 歳児 123 人)	63.1%	
(7 歳児 116 人)	71.9%	
(11 歳児 101 人)	83.0%	
中学生 727 人	94.9%	11.3%

（文献 32 より改変）

であり，中学生 727 人の近視有病率は他国の既報よりも高い 94.9%，強度近視有病率が 11.3% であり，本邦の他の報告に比較して非常に多くの子どもたちが近視を有していた（表 4）．本邦では大規模近視疫学調査が実施されておらず，今後の全国規模での疫学研究の実施が必須である．

まとめ

学校での ICT 活用においては，自宅でのデジタル端末の使用とが相まって，眼に与える影響が益々大きくなるといっても過言ではない．特にデジタル端末使用による近視進行を少しでも抑制することは必須である．コロナ禍も相まって屋外活動の減少による屋内での生活でのデジタル端末使用の増加が懸念される．眼科医としては，学校医としての子どもたちや学校関係者への適切な ICT 活用の啓発，眼科医療機関に来院される患者への適切な診断・治療，そして近視進行抑制に対する指導は重要である．筆者自身は近視研究会が提唱している学童の近視進行予防 7 項目を改変して

（表 5），来院する子どもたちには詳しく説明して説明書を配布し，学校では学校保健委員会等にて積極的に啓発している．特に「屋外活動」を増やすと近視進行の予防に有効であることを重要視している．野外活動を 1 日に 1 時間多くすることで，オッズ比で 13% 近視を減少させる作用（メタ解析）[33] がある．子どもたちへの ICT の活用に対して，眼科医の先生方による適切な対応を望む．

文　献

1) 文部科学省：学びのイノベーション事業実証研究報告書．平成 26 年 4 月．
2) 文部科学省生涯学習政策局情報教育課：児童生徒の健康に留意して ICT を活用するためのガイドブック．平成 30 年 8 月．
https://www.mext.go.jp/component/a_menu/education/micro_detail/__icsFiles/afieldfile/2018/08/14/1408183_5.pdf
Summary　このガイドブックは ICT 機器の画面の見えにくさの原因やその改善方策，さらには児童生徒の姿勢に関する指導の充実等，教員や児童生徒が授業において ICT を円滑に活用するための留意事項について，専門家の知見等も踏まえわかりやすく掲載している．
3) 文部科学省：「デジタル教科書」の位置付けに関する検討会議　最終まとめ．平成 28 年 12 月．
https://www.mext.go.jp/b_menu/shingi/chousa/shotou/110/houkoku/__icsFiles/afieldfile/2017/01/27/1380531_001.pdf
4) 文部科学省初等中等教育局長：学校教育法第 34 条第 2 項に規定する教材の使用について定める件

表 5. 近視進行の予防法とデジタル端末を使用するときに大切な7 つの注意点

> 1. 1 日にできれば 2 時間は，外で遊ぶようにしましょう．
> 2. 学校の休み時間はできるだけ外で遊ぶようにしましょう．
> 3. 本やデジタル端末は目から 30 cm 以上離して見ましょう．20 cm では目の調節する筋肉が緊張して疲れやすくなります．
> 4. 読書，デジタル端末を使用するときに子どもは顔・体をねじったりしますが，網膜に写る距離が変わるので視力の左右差が生じる可能性があります．良い姿勢で見ましょう．
> 5. 読書，デジタル端末の使用時間は 30 分したら 20 秒以上遠くを見て目を休めましょう．
> 6. 寝不足などがないように規則正しい生活をこころがけましょう．
> 7. 正しいメガネを作るには眼科専門医が診断したメガネの処方箋を持って，眼鏡店でメガネを作り，定期的な診察を受けましょう．

の一部を改正する件の交付及び施行等について（通知）．令和 3 年 3 月 26 日．

5）初等中等教育局教科書課：学習者用デジタル教科書の効果的な活用の在り方等に関するガイドライン．平成 30 年 12 月．

6）文部科学省初等中等教育局教科書課デジタル教科書の今後の在り方等に関する検討会議：学習者用デジタル教科書の使用を各教科等の授業時数の 2 分の 1 に満たないこととする基準の見直しについて．令和 2 年 12 月．
https://www.mext.go.jp/content/20201224-mxt_kyokasyo01-000011895_00.pdf

7）文部科学省初等中等教育局長：GIGA スクール構想の下で整備された 1 人 1 台端末の積極的な利活用等について（通知）．令和 3 年 3 月 12 日．

8）日本眼科医会乳幼児・学校保健部：ICT 教育・GIGA スクール構想と眼科学校医の関わりとして，「眼科学校医が知っておくべき 25 のポイント」．日本眼科医会，2021 年 3 月 5 日．乳幼児・学校保健関連情報．
https://www.gankaikai.or.jp/school-health/20210305_ICT_GIGA.pdf

9）総務省情報通信政策研究所：平成 30 年度情報通信メディアの利用時間と情報行動に関する調査報告書．令和元年 9 月．

10）Holden BA, Fricke TR, Wilson DA, et al：Global Prevalence of Myopia and High Myopia and Temporal Trends from 2000 through 2050. Ophthalmology, **123**, 1036-1042, 2016.
Summary　1995 年から世界の 210 万人が参加した 145 の研究をまとめた．2000 年には近視が世界人口の 22.9%，高度近視が 2.7%，2050 年には近視が世界人口の 49.8%，高度近視が 9.8%と予測した．国内総生産（GDP）の大きな国々は近視の割合が高い傾向にある．社会経済的な地位が高い人々は屋外で過ごす時間が少ないためと考えられている．子どもが屋外で過ごす時間が少ないことがよくないと考えられている．屋内に引きこもって日光を浴びないでいることと近視との関係が少数の研究で示されている．

11）Jones LA, Sinnott LT, Mutti DO, et al：Parental history of myopia, sports and outdoor activities, and future myopia. Invest Ophthalmol Vis Sci, **48**：3524-3532, 2007.

12）Wu PC, Chen CT, Lin KK, et al：Myopia prevention and outdoor light intensity in a school-based cluster randomized trial. Ophthalmology, **125**：1239-1250, 2018.

13）Torii H, Kurihara T, Seko Y, et al：Violet Light Exposure Can Be a Preventive Strategy Against Myopia Progression. EBioMedicine, **15**：210-219, 2017.
Summary　太陽光に含まれるバイオレットライトが近視進行を抑制する世界で初めての実験報告．

14）Jiang X, Pardue MT, Tsubota K, et al：Violet light suppresses lens-induced myopia via neuropsin（OPN5）in mice. PNAS, **118**（22）：e2018840118, 2021. https://doi.org/10.1073/pnas.2018840118

15）佐藤直樹，山田昌和，坪田一男：VDT 作業とドライアイの関係．あたらしい眼科，**9**：2103-2106, 1992.

16）Nomathemba D, Kaviul K, Sarah L, at al：The use of entertainment and communication technologies before sleep could affect sleep and weight status：a population-based study among children. Int J Behav Nutr Phys Act, **14**：1-15, 2017.

17）Canadian Association of Optometrists/Canadian Ophthalmological Society Joint Position Statement：Effects of Electronic Screens on Children's Vision and Recommendations for Safe Use.
https://opto.ca/sites/default/files/resources/documents/en_joint_position_electronic_screen_time_under_12_final_november_5_2017_0.pdf

18）日本眼科学会，日本眼科医会，日本近視学会，日本弱視斜視学会，日本小児眼科学会，日本視能訓練士協会：小児のブルーライトカット眼鏡装用に対する慎重意見．令和 3 年 4 月 14 日．
https://www.gankaikai.or.jp/info/20210414_bluelight.pdf

19）綾木雅彦，森田健，坪田一男：住宅照明中のブルーライトが体内時計と睡眠覚醒に与える影響．住総研研究論文集，**42**：85-95, 2016.
https://www.jstage.jst.go.jp/article/jusokenronbun/42/0/42_1408/_pdf/-char/ja

20）Duarte IA, Hafner M de F, Malvestiti AA：Ultraviolet radiation emitted by lamps, TVs, tablets and computers：are there risks for the population? An Bras Dermatol, **90**：595-597, 2015.

21）Eppenberger LS, Sturm V：The role of time exposed to outdoor light for myopia prevalence and progression：A literature review. Clin Ophthalmol, **14**：1875-1890, 2020.

22）American Academy of Ophthalmology：Should You Be Worried About Blue Light?
https://www.aao.org/eye-health/tips-prevention/should-you-be-worried-about-blue-light

23）Singh S, Downie LE, Anderson AJ：Do blue-blocking lenses reduce eye strain from extended screen time? A double-masked, randomized controlled trial. Am J Ophthalmol, **226**：243-251, 2021. doi：10.1016/j.ajo.2021.02.010. Online ahead of print
https://www.ajo.com/article/S0002-9394(21)00072-6/abstract

24）Lowden A, Öztürk G, Reynolds A, et al：Working Time Society consensus statements：Evidence based interventions using light to improve circadian adaptation to working hours. Ind Health, **57**：213-227, 2019.
https://www.ncbi.nlm.nih.gov/pmc/articles/PMC6449639/

25）Hirota M, Kanda H, Endo T, et all：Binocular coordination and reading performance during smartphone reading in intermittent exotropia. Clin Ophthalmol, **12**：2069-2078, 2018.

26）不二門　尚：児童生徒の健康に留意してICTを活用するためのガイドライン記載以外の追加事項. 第4回デジタル教科書の今後の在り方等に関する検討会議. 令和2年9月23日.

27）Ip JM, Saw SM, Morgan IG, et al：Role of Near Work in Myopia：Findings in a Sample of Australian School Children. Invest Ophthalmol Vis Sci, **49**：2903-2910, 2008.

28）坪田一男, 仙田　充：新型コロナウイルスによって変化した子どもの生活実態に関する調査. 近視予防フォーラムウェブサイト, 2020.

29）Pellegirini M, Bernabei F, Scorcia V, et al：May home confinenment during the COVID-19 outbreak worsen the global furden of myopia? Graefes Arch Clin Exp Ophthalmol, **258**：2069-2070, 2020.

30）宮浦　徹, 宇津見義一, 伊藤　忍ほか：視力受診勧奨者の屈折等に関する調査. 日本の眼科, **91**：900-905, 2020.

31）Matsumura H, Hirai H：Prevalence of myopia and refractive changes in students from 3 to 17 years of age. Surv Ophthalmol, **44**（Suppl 1）：S109-S115, 1999.

32）Yotsukura E, Torii H, Inokuchi M：Current Prevalence of Myopia and Association of Myopia with Environmental Factors among Schoolchildren in Japan. JAMA Ophthalmology, **137**（11）：1233-1239, 2019.
https://doi.org/10.1001/jamaophthalmol.2019.3103
Summary　コロナ禍に増加している近視の有病率について最新調査データが記載されている.

33）Sherwin JC, Reacher MH, Keogh RH, et al：The association between time spent outdoors and myopia in children and adolescents：a systematic review and meta-analysis. Ophthalmology, **119**：2141-2151, 2012.

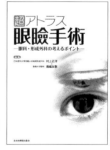
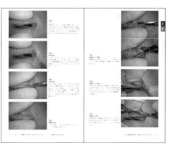

MB OCULI. No. 103：46−53, 2021

特集／眼科医のための学校保健ガイド─最近の動向─

学校での色覚対応について

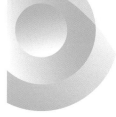

宮浦　徹[*]

Key Words : 先天色覚異常(congenital color vision deficiency)，学校保健法(school health low)，学校健診 (school physical examination)，色覚検査(color vision test)，石原[®]色覚検査表(Ishihara[®] test for color-blind test)，色誤認(false color perception)

Abstract：学校での色覚検査は石原[®]色覚検査表ができて間もない1920年に始まり，今日に至っている．2002年になってそれまで学校健診の必須項目であった色覚検査が削除され，その後は全国の多くの学校で検査が行われなくなった．2010年になると学校で色覚検査を受けたことのない多くの子どもたちは中高生になり，学校生活や進学・就職等で色覚に関するトラブルが起きていることが日本眼科医会の調査でわかった．これを受けて2014年の施行規則改正に伴う文部科学省の通知で指導強化の内容が盛り込まれた．以後多くの学校で保健調査や希望調査による希望者への色覚検査が行われるようになり，同時に教職員の色覚に対する正しい知識と配慮が求められるようになった．一方，眼科医療機関には診断だけでなく，学年や色覚異常の程度・型により，個々の受診者に応じた適切で思いやりのある色覚指導が求められている．進路指導では，本人の希望を尊重し，そのうえで助言するようにしたい．

学校における色覚検査の歴史

　学校での色覚検査は1920年(大正9年)学生生徒児童身体検査規程(現在の学校保健安全法施行規則)に色神検査の項目が設けられたことに始まる．石原[®]色覚検査表(ひらがな表示)が創案されたのがこの4年前のことで，以後，徴兵検査に使用されるようになり，1918年(大正7年)には数字表示の学校用色盲検査表が作成された[1]．

　1958年(昭和33年)に学校保健法が制定され，毎学年全児童生徒に色覚検査が実施されていたが，1973年(昭和48年)の施行規則改正により小学1年と4年，中学1年，高校1年と3年ごとの実施となった．1995年(平成7年)には小学4年の児童のみを対象とする検査となり，さらに2002年(平成14年)には施行規則の必須項目から削除さ

れ現在に至っている．

　この2002年(平成14年)の施行規則改正に伴う文部科学省の通知には学校健診における必須項目から色覚検査削除に伴う留意事項として「色覚に不安を覚える児童生徒及び保護者に対し，事前の同意を得て個別に検査，指導を行うことなど，必要に応じ，適切な対応ができる体制を整えること」，「教職員は，色覚異常について正確な知識を持ち，常に色覚異常を有する児童生徒がいることを意識して，(中略)色覚異常に配慮を行うとともに，適切な指導を行う必要があること」と明記されていた．しかし必須項目から削除され，任意の検査になったことで2003年(平成15年)度以降は全国ほとんどの学校で検査が行われなくなった．

　2010年(平成22年)になると学校での色覚検査を受けたことのない多くの子どもが自らの色覚異常の有無を知ることなく中高生となり，学校生活や進学・就職の場におけるトラブルの増加が懸念

＊ Toru MIYAURA，〒564-0051 吹田市豊津町13-44 ユカミ江坂ビル205号 宮浦眼科，院長

されるようになった．筆者らは平成22・23年度における先天色覚異常の受診者に関する実態調査[2)3)]を行い，先天色覚異常(以下，色覚異常)の中高生の約半数が自らの異常に気づいていなかったことや，受診者の色覚に関するトラブル498例を報告した．後に日本眼科医会はこの報告書をもとに，学校の色覚検査に関する要望書を文部科学省に提出し，2014年(平成26年)の学校保健安全法施行規則改正に伴う通知には色覚検査に関する留意事項が盛り込まれた．2002年(平成14年)の通知要旨の指導強化に加え，「特に児童生徒が自身の色覚特性を知らないまま不利益を受けることが無いよう，保健調査に色覚に関する項目を新たに追加するなど，より積極的に保護者等への周知を図る必要がある」とした文言が記された．

一方，日本学校保健会では平成26年の施行規則改正に伴い，児童生徒等の健康診断マニュアルの改訂を行った．この平成27年度改訂版[4)]では，先の通知により保健調査に色覚項目が盛り込まれ，学校での色覚検査についても詳細な解説があり，後述する検査希望者を抽出するための希望調査票の見本も掲載された．また学校関係者に向けた啓発資料「学校における色覚に関する資料」[5)]が日本学校保健会の色覚啓発資料作成小委員会で作成された．どちらも日本学校保健会の「学校保健ポータルサイト」から無料で閲覧，ダウンロードすることができる．

色覚検査の位置づけ

1．学校での色覚検査等

1）保健調査

2014年(平成26年)の施行規則改正によりそれまで入学時のみに行われていた保健調査が毎年実施されることになった．同年の文部科学省の局長通知にもあるように，色覚に関する項目を挙げておくことが推奨されている．「色まちがいをすることがある」等を挙げておくと良い．学校医にあっては担当校の保健調査項目をチェックして，該当の項目がない場合は，地区の学校保健担当者から教育委員会へ働きかけていただくよう依頼すると良い．

【色覚の検査の希望調査の例】

平成　年　月　日

保護者　様

○○市立○○○学校
校長　○○○○

色覚の検査について

先天色覚異常は男子の約5%（20人に1人）、女子の約0.2%（500人に1人）の割合にみられます。色が全く分からないというわけではなく、色によって見分けにくいことがある程度で、日常生活にはほとんど不自由はありません。しかし、状況によっては色を見誤って周囲から誤解を受けることや、色を使った授業の一部が理解しにくいことがあるため、学校生活では配慮が望まれます。

本人には自覚のない場合が多く、児童生徒等が検査を受けるまで、保護者もそのことに気付いていない場合が少なくありません。治療方法はありませんが、授業を受けるに当たり、また職業・進路選択に当たり、自分自身の色の見え方を知っておくためにもこの検査は大切です。

本校では学校医と相談した結果、色覚異常の児童生徒等に配慮した指導ができるよう、希望者を対象にした色覚の検査を行うことにしました。検査結果は保護者にお知らせします。

以上を御理解いただき、希望される場合は申込書に御記入の上、　月　日までに学級担任に御提出ください。

……………………………… き　り　と　り ………………………………

色覚の検査申込書

平成　　年　　月　　日

○○○学校長 様

色覚の検査を希望します

年　　組

氏名 ＿＿＿＿＿＿＿＿＿＿＿＿

保護者名 ＿＿＿＿＿＿＿＿＿＿＿＿ 印

図 1．調査票のひな形

2）希望調査

学校での対応には色覚検査の申込書に相当する希望調査が欠かせない．日本学校保健会の児童生徒等の健康診断マニュアル(平成27年度改定)には，学校から保護者に配布される調査票のひな形が掲載されている(図1)．要旨は以下のとおりである．「先天色覚異常といっても日常生活においてほとんど不自由は無い．しかし時に色を見誤り，周りから誤解されることがあるため，教職員の配慮が求められている．生来のものであるため，本人の自覚がない場合も多く，学校生活，進学・就職に際し自身の色の特性を知るための大切な検査である」と，保護者に説明したうえで検査の希望を問う形式になっている．検査希望者を抽出するために作成されたこの希望調査ではあるが，一方で，このように保護者や教職員に対する色覚異常の周知，啓発に役立っていることを認識しておきたい．

3）色覚検査の実際

検査の実施には児童生徒等や保護者の事前の同

（保護者通知文例）

平成　年　月　日

年　組 ○○○○
保護者 様

○○市立○○○学校
校長 ○ ○ ○ ○

色覚の検査の結果について

先日実施いたしました色覚の検査の結果を次のようにお知らせします。
いずれか該当する方に○がついています。

	今回の色覚の検査では問題はありませんでした。
	色覚異常の疑いがありましたので、眼科受診をお勧めします。

※ 受診の際は、保険証等のご持参をお願いします。

なお、眼科を受診された場合は、診断の結果に応じて学校生活や進路指導において配慮しますので報告書をご提出ください。

……………………… き り と り ………………………

報 告 書

平成　年　月　日

○○○学校長　様

学年	組	氏名	

診断の結果
異常なし（　）　色覚異常です（　）
指示事項等

医療機関名＿＿＿＿＿＿＿＿

医師名＿＿＿＿＿＿＿＿印

図 2. 通知書

意が求められる．上述の希望調査はこれを満たしており，希望者には学校での色覚検査を行う．

a）検査環境

検査の実施に際してはプライバシー保護に配慮して検査室で行うのが望ましいが，部屋が確保できない場合は，色目の少ないカーテンやついたて等を利用し，他の児童生徒は室外で待機させる等，工夫したい．照明は昼間の自然光が良いが直射日光は避ける．十分な照度が得られない場合は昼光色の蛍光灯を使用する．

b）検査方法と判定

検査表は医学的に認められている色覚検査表を用いる．検査時には被検者が検査表を読み間違えても，検者は念を押したり，驚いたりすることなく淡々と検査を進めるのが良い．なお検査の結果判定では検査表の判定方法を順守すること．学校で汎用されている石原® 色覚検査表Ⅱコンサイス版（14 表）では第 1～8 表および第 14～11 表の 12 表のうち誤読が 2 表以上であれば「色覚異常の疑い」と判定し，眼科受診を勧める．なお，検査結果の通知は封書を用いる等，プライバシーに配慮したい．通知書の様式を示す（図 2）．

2．医療機関での色覚検査

眼科診療所の色覚受診者は，学校での色覚検査の結果により受診勧奨された者が多く，そのほとんどが保護者同伴で来院する．いずれもが不安を抱いての受診であるので，眼科医としてできる限りをつくし，安堵の気持ちを持って帰っていただけるように対応したいものである．そのためには正しい診断とそれに基づく適切で思いやりのある色覚指導が欠かせない．

色覚異常の確定診断にはアノマロスコープが用いられるが，一般の眼科診療所にはほとんど設置されておらず，大学病院でも 62.5％の設置率という報告もある[6]．アノマロスコープがない場合は複数の色覚検査表とパネル D-15 の検査結果から得られた情報をもとに色覚指導を行う．以下にそれぞれの検査の概略を述べるが詳細は成書を参考されたい[7)8)]．

1）色覚検査表（仮性同色表）

色覚検査表には「石原® 色覚検査表」，「標準色覚検査表第 1 部先天異常用（SPP-1）」，「東京医科大学式色覚検査表（TMC 表）」，「新色覚異常検査表（新大熊表）」等があるが，現在入手できる表は前者の 2 表である．ここではこの 2 表について説明する．ともに昼光照明下で行い，呈示距離は 75 cm，呈示時間は 3 秒以内とする．

a）石原® 色覚検査表Ⅱ国際版 38 表（図 3）

学校では石原® 色覚検査表Ⅱコンサイス版（14 表）が広く使用されているが，眼科で使用する石原® 色覚検査表はこの「国際版 38 表」を用いるのが良い．検出表には数字表の他に，環状表，曲線表がある．曲線表は数字が読めない被検者に利用する．通常，検出で使用する表は 22 表で（数字表の 1～15 表と環状表の 38～32 表），誤読が 4 表以下なら正常，誤読が 8 表以上なら異常，誤読が 5～7 表では異常の疑いと判定する．

なお，2013 年の改正版から加わった環状表では環の切れ目を答えるのだが，時に本来の切れ目とそれ以外の切れ目の 2 か所を答えるケースがある．この場合はよりはっきり見える方を選択して

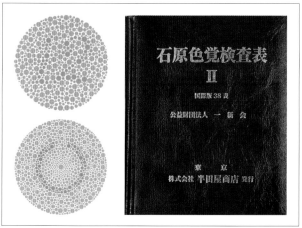

図 3. 石原® 色覚検査表 II 国際版 38 表
表は第 1 表(数字表)と第 38 表(環状表)
(公益財団法人一新会:石原® 色覚検査表 II 国際版 38 表.
半田屋商店,2013. より転載)

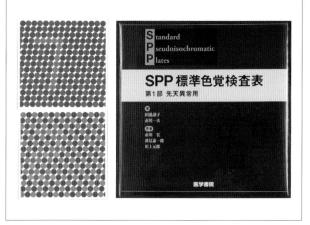

図 4. 標準色覚検査表(SPP-1)
第 1 表(上)と第 2 表(下)はデモンストレーションの表
(田邊詔子,市川一夫:SPP 標準色覚検査表 第 1 部先天
異常用. 医学書院,2016. より転載)

判定する. どちらもはっきり見えている場合は正
読とする.

b)標準色覚検査表第 1 部先天異常用(SPP-1)
（図 4）

　1 文字または 2 文字のデジタル表示の数字が書
かれた 19 表からなる検査表で,19 表のうち最初
の 4 表はデモ用でデジタル表示の数字の形,配置
を確認する(第 4 表は読めない). 検出表は 10 表
(第 5〜14 表)で,誤読 2 表以下は正常,誤読 3 表
以上は異常と判定する. 残りの 5 表(第 15〜19 表)
は分類表で,すべて 2 文字の数字からなる. 正常
ではこの 2 文字とも読むが,異常ではどちらか一
方の数字のみを読む. 1 型の読み方と 2 型の読み
方は異なるが,混在する場合は多いほうの型を選
択する. 検出表で異常と判定された者で 2 文字と
も読める場合は,よりはっきりと見える文字を選
択する. 分類表の精度は比較的高い. また,石原®
色覚検査表に比べて異常でも読める表が多いた
め,被検者の精神的な負担が少ない.

2)パネル D-15(色相配列検査)（図 5）

　パネル D-15 は強度の色識別能低下のあるも
の,fail を検出するもので,pass するものは中等
度以下の低下,または正常の色識別能になる. し
たがって本検査のみでは正常か否かの判別はでき
ない.

　細長い木箱のなかに 15 個の色の異なるカラー

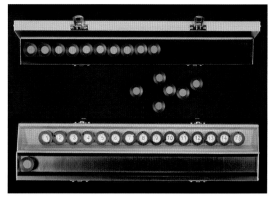

図 5. パネル D-15
左端のパイロットキャップと 15 個のカラー
キャップからなる. キャップ裏面には番号が記
されている.

キャップと 1 個のパイロットキャップが入ってお
り,それらは色相環に沿って等間隔の色差となっ
ている. 15 個のカラーキャップの裏には色相順に
番号が記されている. 昼光照明下で,被験者が作
業しやすい距離で行う. 制限時間はないが,正常
の多くは 1 分以内で完了する.

　①机上に無彩色(黒,灰色等)のフェルト生地等
を敷き,被検者の前に箱を開いて置き,手前に 15
個のキャップを混ぜて置いておく.

　②箱のなか,左隅に固定されたパイロット
キャップに最も似た色を 15 個のなかから選ばせ
てその横に置かせる. 以下同様に 15 個すべての
キャップを並べさせる.

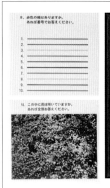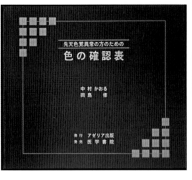

図 6. 先天色覚異常の方のための色の確認表
(中村かおる，岡島 修：先天色覚異常の方のための色の確認表. アゼリア出版(発行)，医学書院(発売)，2002. より転載)

③並び終えたら，木箱を裏返し，キャップの裏に書かれた数字を並べられたとおりに記録用紙に書き込む．次いで記録用紙の色相環のうえに，並べられたキャップの数字の順序に線で結ぶ．

④正しい配列では線は色相環をなぞる形となる．離れた番号のキャップが連続する場合の線は色相環を横切る横断線となる．横断線が2本以上あれば fail で，それ以外は pass となる．隣合ったキャップの順序を間違えた場合は miner error とし，複数あっても判定にかかわらない．記録紙にあらかじめ示された色相環を横切る PROTAN，DEUTAN の点線に平行する横断線が複数ある場合は，それぞれ強度の1型色覚，強度の2型色覚と判定する．

色覚指導について

上記の検査結果より，確定診断ではなくとも先天色覚異常の有無，異常の場合はおおよその程度と型を把握することができ，それに準じて色覚指導を行う．先にも述べた通り，受診者も保護者も不安を抱えての受診であり，眼科医の説明を強く求めている．限られた日常診療のなかでどのように説明すれば良いのか難しいところであるが，以下に日本眼科医会が2016年に発刊した色覚診療の手引き[9]の概略を示す．

1．先天色覚異常の概略と診断結果を伝える
1）先天色覚異常の概略

「色盲」という言葉はメディアではすでに死語となったが，日常会話のなかでは未だに使われている．そのため色覚異常といえばこの言葉を思い浮かべ，色が全くわからないものと誤解している保護者も少なくない．まずは強度の色覚異常であっても日常生活には支障がないことを伝える．ただ照明が暗い，急いでいる，小さい対象物，対象が光源色，疲れて集中力に欠けるとき等，状況によっては色を間違うこともあり，学校生活や職場で色を間違えて，誤解されることがあることを説明しておく．

一方，我が子の異常に懐疑的な保護者も少なくない．子どもが無意識に色誤認する実態を診察室のその場で保護者に示すには「先天色覚異常の方のための色の確認表」が有用である(図6)．特に第6表の緑の葉のなかに散在する赤いツツジの花の位置を指し示す様子をみることで，ほとんどの保護者は納得し，その後の指導も進めやすくなる．

なお，効率の良い指導のためにはいくつかの資料を用意し，その場の説明に利用し，また持ち帰っていただき，後でゆっくりみていただくと良い．日本眼科医会のホームページの「色覚関連情報」から以下の資料等をダウンロードして使用すると良い．

- 色覚啓発資料(PPT)
- 啓発チラシ「色の見え方」
- 小冊子「色覚を正しく理解するために」

2）診断結果について

程度と型について判別できた範囲で説明する．パネル D-15 を fail する強度では色を誤りやすく，また周囲からも気づかれやすいため，学校や職場では本人の自覚と色誤認への備えが求められる．パネル D-15 を pass する中等度以下(弱度)では，ほとんど支障はないが，稀に微妙な色を扱う作業で問題になることがある．また1型色覚では赤を暗く感じやすい特徴がある．

2．受診者の年齢層と助言
1）未就学児および小学生

幼稚園ではお絵かき等で保育士が気づき，報告を受けた保護者が園児を連れて受診することもあ

るが，適切な検査が難しい場合は就学前後等の再受診を勧める．小学生の低学年では色を用いての学習が多く，強度の場合には保護者を通じて養護教諭や担任教諭に伝えておきたい．中等度以下（弱度）の異常ではほぼ問題ない．いずれの場合も色誤認の特徴（図7）を説明して，適宜配慮するように助言する．

2）中学生および高校生

特に強度では自分でも気づかない色誤認もあることを伝え，対策を講じるよう指導する．色では見分けないで，明度対比，材質，文字情報等，色以外の情報を活用するようにする．就職に際しては希望する会社へ問い合わせる等して仕事の内容をよく検討するように伝える．

遺伝について

日常診療の色覚指導においては遺伝については触れないか，最小限に留めておく．ただ保護者から質問があった場合には返答できるだけの知識は持っておきたいので成書を参考にしていただきたい[10]．例えば「夫婦ともに異常がないのに，何で息子が異常なのですか？」や「兄が1型なのに弟のこの子が2型ですか？」といった質問を受けることもあるだろう．保因者や複合保因者について説明をするか，「そのようなこともあります」と流すかは，状況に応じて適切に判断したい．

学校生活と進学就職の問題と対策

筆者らが実施した平成22・23年度における先天色覚異常の受診者に関する実態調査（続報）[3]からよくある事例を合わせて示す．

1．学校生活
1）黒板とチョーク

学校生活でのトラブルで多いのが，子どもたちが毎日のように向き合っている黒板のチョークの色によるもので「赤チョークの色を読み飛ばした」，「黒板の文字が赤か青かわからない」「黒板の赤い字が小さいと見難い」といった例が多数みられる．

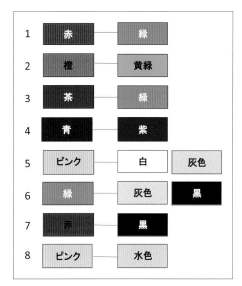

図7．先天色覚異常が誤認しやすい色の組み合わせ
1型色覚：1〜8　2型色覚：1〜6

黒板で使用するチョークは白と黄色を，またホワイトボードでは黒と青を基本にして使用するよう学校現場での啓発が望まれる．色のバリアフリーを謳ったチョークでは文字等の識別が改善されても，色の判別は難しく，学校関係者には色の多用は控えるよう伝える．

2）お絵かき・図画

先にも述べたが未就学児や小学校低学年ではお絵かき，図画での色間違いが最も多く，保育士，担任教諭から保護者に検査を勧められる例が多い．なかには誤解されて「ふざけてはダメ！」「熟してない柿をオレンジ色に描いて怒られた」等の例もある．中高生になると美術の授業や部活動で微妙な色使いをするようになって初めて気づく例が目につく．「絵具を混ぜて別の色を作るのが苦手」，「中学で美術部に入り，茶色と緑の違いがわからないことを自覚した」等である．

このように授業のなかで一番トラブルの多い教科がお絵かき，図画である．文部科学省の通知でも指摘しているが（すべての）教職員が色覚について正確な知識を持っていれば，色使いを間違った子どもが叱られるような理不尽なトラブルもなくなるだろう．

3）その他の教科

学校では色を利用した教材（教科書や実習）が多

く，特に算数(数の認識)，理科(動植物，地層，化学反応，磁石)，社会(地図，グラフ)において見分けにくい色使いがみられることがある．「リトマス紙，地図の色が見えにくい」「理科のプリントで草や花の色を塗るのが上手くできない」「地図の色を問われてもわからなかった」「社会のテストで地図の色で判断する問題を間違った」等である．自然界の色や化学の呈色反応等を変えることはできないが，授業では色のみで表現せずに対象物の名前で表現したり，形や位置を説明したりする等，色以外の情報を付加するようにする．教科書には記載内容の検定があるが，色のバリアフリーについての検定はなく，業界の努力義務となっており，今後も留意する必要がある．

4）デジタル端末と色覚異常

2021年(令和3年)度から始まった本格的なICT教育では，全国の小中学生に1人1台のタブレットやパソコン等のデジタル端末が配布された．授業や家庭でのデジタル端末の使用による眼の健康に対する影響が心配されている．光源色で示されるカラフルな教科書等の画面が色覚異常にどのように影響するか，詳細は不明であるが，今までと同様に教職員の配慮が求められることに変わりない．

2．進学と就職

進学については2001年(平成13年)の文部科学省通知により入学の色覚制限はなくなったといって良い．また同年の厚生労働省通知により雇入時の健診項目から色覚検査の項目が削除された．しかし，入学ができても異常があれば希望する職種や資格取得ができないことが応募要項に明記されていることがあり，また就職についても作業の特性から一部の企業では色覚制限を設けているので注意したい．

色覚異常が就業不可能な職種は限られているが，一方でどのような職種であっても小さな失敗や困難は生じる可能性はある．しかし，自分の色誤認の特徴を把握し，色の判別が必要な場面では慎重に行動することでほとんどのミスは回避でき

る．その業務内容がどのようなものか，できれば希望する就職先の人事部等に相談したうえで進路の判断をしたい．

なお，進路指導に際しては何よりも本人の希望を尊重することが大切であり，そのうえで適切な助言を与えるよう心がけるのが良い．以下に色覚制限がある学校，資格，職業を記す．これ以外にもフグの調理師免許(都道府県により異なる)や個々の業種による制限もあるが，時とともに制限の緩和が進む傾向にある昨今，受診者には必ず事前に確認させるよう指導したい．

〈色覚制限がある主な学校，資格，職業〉

- 総務省消防庁：消防士
- 法務省出入国在留管理庁：入国警備官
- 農林水産省：騎手(中央競馬，地方競馬)
- 経済産業省：競輪選手，競輪審判員，オートレーサー
- 国土交通省：航空機乗組員，航空大学校，航空管制官，航空保安大学校，海技士，動力車操縦者，海上保安官，競艇選手
- 国家公安委員会警察庁：警察官，警察大学，皇宮護衛官
- 防衛省：自衛官，防衛医科大学校，

文　献

1) 大田安雄：色覚検査の歴史(1)．日色彩会誌，**29**：54-63，2005．
2) 宮浦　徹，宇津見義一，柏井真理子ほか：平成22・23年度における先天色覚異常の受診者に関する実態調査．日本の眼科，**83**：1421-1438，2012．
3) 宮浦　徹，宇津見義一，柏井真理子ほか：平成22・23年度における先天色覚異常の受診者に関する実態調査(続報)．日本の眼科，**83**：1541-1557，2012．
   Summary　学校生活，日常生活，進学就職，仕事における先天色覚異常のトラブルの実例498例が紹介されている．
4) 文部科学省監：児童生徒等の健康診断マニュアル平成27年度改定．日本学校保健会，pp.13-18，

2015.

5) 日本学校保健会：学校における色覚に関する資料，2016. 学校保健ポータルサイト「眼」
　　Summary 学校の教職員が色覚について知っておくべきこと，配慮すべきことがわかりやすく紹介されている.

6) 宮浦　徹，柏井真理子，宇津見義一：眼科専門医制度の研修施設における色覚診療体制に関する調査報告. 日本の眼科，**86**：654-662，2015.

7) 中村英樹：仮性同色表. MB OCULI，**43**：8-11,

2016.

8) 中村英樹：色相配列検査. MB OCULI，**43**：12-14，2016.

9) 日本眼科医会：色覚診療の手引き. 日本の眼科，**87**(4)付録：2-10，2016.

10) 村木早苗：わかる・できる・伝わる　先天赤緑色覚異常の診療ガイダンス. 三輪書店，2017.
　　Summary 先天色覚異常の全般についての内容であるが，特に著者が長年培ってきた色覚の遺伝についてわかりやすく解説している.

Monthly Book

OCULISTA
オクリスタ

2019. **3** 月増大号
No.
72

Brush up
眼感染症
―診断と治療の温故知新―

編集企画

江口　洋　近畿大学准教授

2019年3月発行　B5判　118頁　定価5,500円 (本体5,000円+税)

眼感染症をエキスパートが徹底解説した増大号。
主な疾患の**診断と治療**、眼感染症に関わる**最新知識**、
気になるトピックスまで幅広く網羅。
日常診療に必ず役立つ1冊です！

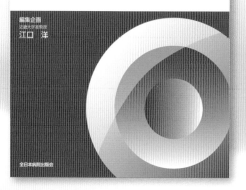

全日本病院出版会　〒113-0033　東京都文京区本郷 3-16-4　Tel：03-5689-5989
www.zenniti.com　　　　　　　　　　　　　　　　　　　　Fax：03-5689-8030

MB OCULI. No. 103：55–63, 2021

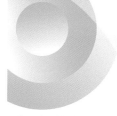

特集／眼科医のための学校保健ガイド―最近の動向―

ロービジョン児童生徒等の対応について

稲葉純子*1　村上美紀*2

Key Words： ロービジョンケア(low vision care)，弱視(low vision)，児童生徒(student)，教育(education)，連携(cooperation)，スマートサイト(SmartSight)

Abstract：障害児が学ぶ場は多様になり，「普通学校で学ぶロービジョンの児童生徒」が増加している．希少障害であるために学校側も対応に苦慮している．多くの眼科学校医にとっても学齢期のロービジョン児童生徒への対応は未経験であるが，児童生徒に適切な学習環境を提供するための介入は可能である．地域や在籍校の事情に合わせ，ロービジョン外来や視覚特別支援学校等，専門機関との連携を進め，学校内での啓発や研修，就学時健診や学校健診においてロービジョンケアが未介入の園児児童生徒を発見して情報提供すること等が求められる．就学相談や入学試験配慮申請は特に連携が重要である．連携や情報提供にはスマートサイトを活用する．本稿では眼科学校医が知っておきたいロービジョン児の現状と社会資源，小児のロービジョンケア，眼科医の役割，年代別の対応と注意点，症例も交え補助具等についても述べる．眼科学校医としてのお力添えをお願いしたい．

はじめに

2020年度学校基本調査[1]によると小学校および特別支援学校小学部在籍の児童の総数は6,379,988人，中学校および特別支援学校中学部在籍生徒の総数は3,275,607人である．普通学校内の弱視学級在籍は小学校458人(0.0072％)，中学校185人(0.0056％)で圧倒的に少ない．視覚障害児童生徒の指導は学校関係者にとって未経験であることが多く，眼科医と視覚特別支援学校による支援が必要である．眼科学校医の立場でのロービジョン児童生徒等の対応について述べる．

日本におけるロービジョン児の現状

1．小児の視覚障害の原因疾患

小児の視覚障害の原因は，ロービジョン外来受診者，視覚特別支援学校や弱視特別支援学級・弱視通級指導教室の在籍者数とも先天素因が55～80％を占め，疾患別では未熟児網膜症が11～19％で最多である[2]～[5]．

2．視覚障害を持つ児童生徒が学ぶ場

現在の視覚障害の児童生徒が学ぶ場は，視覚特別支援学校，普通学校内の弱視特別支援学級(以下，弱視学級)，普通学校内の通常学級に在籍しての弱視通級指導教室(以下，弱視通級)利用がある．表1に学校・学級の形態とおおむねの障害の程度[6]を挙げるが，実際には弱視学級に盲児が在籍している場合もあり，視覚にはばらつきがある[7]．また通常学級で学ぶ児童生徒を視覚特別支援学校等がセンター的機能をもって支援する場合

*1 Junko INABA, 〒620-0940　福知山市駅南町1-277　いなば眼科クリニック，院長
*2 Miki MURAKAMI, 〒808-0144　北九州市若松区高須東3-13-10　むらかみ眼科医院，副院長／〒807-8556　北九州市八幡西区医生ヶ丘1-1　産業医科大学眼科学教室

表 1. 視覚障害を持つ児童生徒が学ぶ場

学校，学級の形態		障害の程度
特別支援学校（視覚障害）＝視覚特別支援学校		両眼の視力がおおむね0.3未満のもの又は視力以外の視機能障害が高度のもののうち，拡大鏡等の使用によっても通常の文字，図形等の視覚による認識が不可能又は著しく困難な程度のもの（＊1）
普通学校	特別支援学級（視覚障害）＝弱視学級	拡大鏡等の使用によっても通常の文字，図形等の視覚による認識が困難な程度のもの（＊2）
	普通学級＋弱視通級指導教室	拡大鏡等の使用によっても通常の文字，図形等の視覚による認識が困難な程度の者で，通常の学級での学習におおむね参加でき，一部特別な指導を必要とするもの（＊2）

＊1．学校教育法施行令第22条の3．
＊2．平成25年10月4日付け25文科初第756号初等中等教育局長通知．
注1）普通学級に在籍し，視覚特別支援学校等の巡回教育相談等を利用するロービジョン児や，普通学級に在籍し，視覚障害に対する支援を全く受けていないロービジョン児がいる．
注2）重複障害のために視覚障害以外の特別支援学校，特別支援学級に在籍しているロービジョン児もいる．

がある（巡回教育相談・指導等）．普通学級に在籍し専門的な弱視教育支援を受けていない児童生徒も一定数存在する[8]．

3．視覚特別支援学校，弱視学級在籍および弱視通級教室の児童生徒数変化

少子化に伴い2020年の児童生徒の総数は小学校，中学校ともそれぞれ20年前の86％，79％に減少している．視覚特別支援学校の在籍者数も同様に小学部511人（74％），中学部447人（91％）に減少し，おおむね半数が重複障害学級に在籍する[9]．一方，弱視学級在籍者数は小学校458人（352％），中学校185人（407％），弱視通級指導教室での指導は小学校191人（143％），中学校27人（225％）と増加し，高等学校も0人から4人へ微増した[1]．

4．就学期のかかわりについて

平成25年，学校教育法の一部改正により教育法施行令第22条の3（表1）の就学基準に該当する障害のある小児については，障害の状態や教育的ニーズ，本人・保護者の意見等を最大限尊重し，教育的ニーズと必要な支援について合意形成を行うことを原則とし，さまざまな事情を勘案したうえで市町村教育委員会が決定することになった[10]．地域の事情や保護者の意向等もあり，必ずしも就学基準に該当する学校・学級に入学するとは限らない．弱視学級にも少数ながら点字使用の盲児が在籍している．学校医は視機能だけで就学先が決まるものでもないことを認識しておくべきである．

適切な視機能評価やロービジョンケアの導入（補助具の使用練習等）は就学相談の前に行われるべきである．就学前後は補助具の導入に最も適切な時期であるため，幼稚園やこども園の園医は担当園にロービジョン児がいる場合，積極的に介入し早期にロービジョン外来・視覚特別支援学校等に紹介しておきたい．

弱視学級の新規開設や，校内の環境整備，教員の加配（弱視学級教員を含む）の調整等には特に時間を要するため，入学前年の春には教育委員会，入学予定校との相談を開始したい．眼科医が就学相談や就学時健診でロービジョン児を発見した場合には，一連の入学準備が円滑に行われているか学校側に確認し，地域の支援機関に繋ぐことも必要である．小児は自分の見えにくさを自ら訴えることはなく，矯正視力が0.1くらいあれば生活に困ることはない．そのため保護者も学校も支援の必要性に気づいていない場合も少なくない．希少障害であるロービジョン児への対応は学校も未経験であり，医師から強力な介入があって初めて事態を理解する．

専門的なロービジョンケアは専門外来や視覚特別支援学校の教育相談を活用すると良い．連携にはスマートサイト（後述）が活用できる．

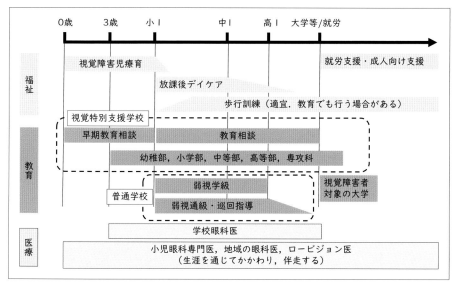

図 1. 小児のロービジョンケアにかかわる機関

福祉と教育のつながりと医療

　小児のロービジョンケアは，福祉と教育の社会資源を乗り継いでいくという特殊性がある．社会資源には地域差も大きいが，その概要を図1に示す．乳児期は視覚障害療育（福祉機関．全国6か所）と視覚特別支援学校（全都道府県に各1校以上設置）の早期教育相談が利用でき，3歳以後は同幼稚部（全国41校）が利用できる（地域の在籍園と併行通園が可能な場合もある）．学齢期は教育機関（視覚特別支援学校，弱視学級，弱視通級）の活用が主体になり，視覚障害児対象の放課後デイケア（福祉）も併用できる．中学高校と進学するにつれ，教育の社会資源が減り，普通学校に在籍する場合は主に大人向けの福祉の社会資源を活用せざるを得なくなる．医療者はロービジョンの小児に，成人後もかかわり続けることができる．社会資源の乗り継ぎや情報共有が円滑であるかを気にかける存在でありたい．

小児のロービジョンケアの特徴

　小児のロービジョンケアには，成人のケアと異なり下記の特徴がある．

1．視機能，心身ともに発達途上であり，早期の介入が必要

　視機能は，治療・発達による改善と，疾患の進行・合併症の発症等による低下の両方の可能性がある．障害程度の評価，治療，視機能の発達を促すことと併行し，可能な限り早期に将来を見通した支援を開始する．介入が遅れると支援の受け入れが困難になることがある[11]．精神的，身体的，社会的にも発達・成長途上であることを考慮したかかわりが必要であり，特に思春期には配慮を要する．重複障害，全身疾患，発達障害等を併せ持つ場合は他科との連携が必要である．

2．視経験（ものを見た経験）が乏しい

　原因疾患に先天疾患や乳児期発症疾患が多く，「視経験」（ものを見た経験）が乏しい，または少ないため，本人は見えにくいことを自覚しておらず，困りごとを訴えない．保護者も気づかない場合があるため具体的な問いかけや注意深い観察が必要である．

3．支援機関，支援者が交代する

　進級，進学，就職時には環境や生活が変化し，支援機関，支援者も交代する（図1）．医療者は継続してかかわることができる．小児眼科専門医，地域の眼科医，眼科学校医，ロービジョン専門医等，複数の眼科医や医療機関が関与することが多い．支援のコーディネーターの存在が理想的だが誰が担うべきか現時点で明確ではなく，関係機関の連携，情報共有が欠かせない．

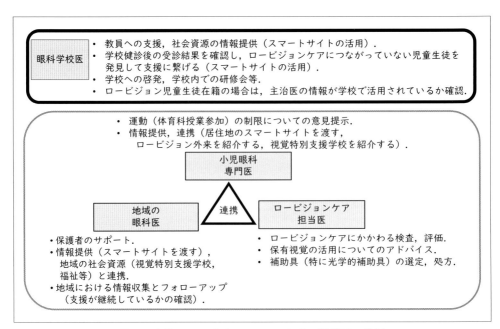

図 2. 小児のロービジョンケアにおける眼科医の役割

4．学齢が上がるにつれて必要な視機能が高度になる

進級・進学につれて小さな字や図を見る，長文を読む，社会見学で遠方を見る等，学校で必要な視機能の要求が高くなる[12]．

5．支援対象が変化すること，最終目標を関係者で共有することが必要

小児のロービジョンケアでは保護者支援も重要である．支援対象は初期には保護者と本人であり，本人の成長とともに支援対象は本人へ重心を移していくが，良好な親子関係を保てるような目配りも時として必要となる．ロービジョンケアの目標は，本人の自己理解と決定ができること，本人らしい自立をもって社会のなかにある一個人となっていくことだと考える．本人，保護者，支援者が目標を共有し連携することが必要である．

眼科医の役割とスマートサイト

ロービジョンの小児にはさまざまな眼科医がかかわる．それぞれの役割を図に示す（図2）．医療者間，多職種（福祉，教育）間で役割分担・連携し，小児の健全な育ちを支えたい．

1．眼科学校医

学校関係者にロービジョンケアの支援，情報提供，啓発を行うことができる．就学時健診や学校健診では受診結果を確認し，支援のないロービジョンの園児児童生徒を発見した場合はロービジョン外来等に繋げる．ロービジョンの児童生徒が在籍している場合は主治医からの情報が学校で活用されているか確認する．進路指導が始まる1年前までに必ず一度はロービジョン外来に紹介する．

2．小児眼科専門医

小児眼科専門医からの情報提供はロービジョンケアの出発点となり，その後の本人と保護者の生活を大きく変える重要な役割を担う．本人の居住地の情報提供は特に重要である．

3．地域の眼科医

学校医とともに居住地域の情報収集・発信や地域での対応に最も力を発揮する．ロービジョンケアの情報提供，専門外来の眼科医との連携や教育・福祉，保護者の身近な相談先となることが求められる．自らロービジョンケアを行わない場合でもロービジョン児が支援からドロップアウトしていないかに注意し，支援者へのつながりを継続させる．

4．ロービジョンケア担当医

社会資源の活用の助言や具体的なロービジョンケアの中心となる．居住地域にコーディネーターとなれる機関があれば紹介する．

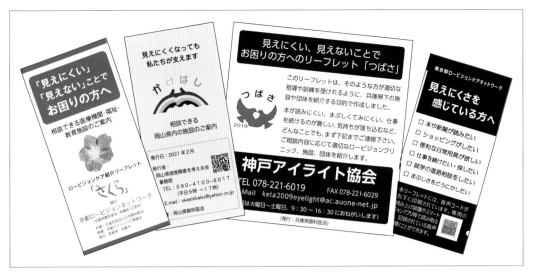

図 3. 各地のスマートサイト（左より京都府，岡山県，兵庫県，東京都）

5．スマートサイト（図 3）

地域のロービジョンケア情報が記載された「スマートサイト」（ロービジョンケア紹介リーフレット）を渡すことで簡便にロービジョンケアの情報提供が可能である．スマートサイトは全国の都道府県で作成されており，一部は日本眼科医会の会員ホームページ（https://www.gankaikai.or.jp/）からダウンロードできる．

年代別のロービジョン児への対応と注意点

1．乳幼児期

できるだけ早く専門機関（図 1）と連携したロービジョンケアを開始する．この時期は，支援機関にて基本的生活習慣（食事・生活リズム）の確立，発達を促す，保護者へのサポートを行う．「見る」ことに興味を持たせることが重要だといわれている．

2．就学前年（年長児期）

支援機関では就学に備えて補助具の使用練習が開始される．年長の夏頃に地域の教育委員会で就学相談があり，その後入学先が決定される．就学相談までに基本的なロービジョンケアが導入されていることが望ましい．

3．小学生

眼科学校医は入学，進級により支援が中断・後退しないように目を配る．学校長に担当教諭に研修の機会を作ること，担任交代時の引継ぎを円滑に行い切れ目のない学習支援を行うことを依頼する．このような依頼は保護者や現場の教員からは難しく，眼科学校医からが行いやすい．ものさしの使用，彫刻刀の使用，アルコールランプの使用，球技等，弱視児に困難な学習内容については視覚特別支援学校と在籍校で指導方法を検討するが，眼科学校医が相談を受けた場合は主治医やロービジョンケア担当医に問い合わせる．6 年次には中学進学準備を行う．就学時の準備項目に加え定期試験等における配慮事項の検討を行う．

4．中学生・高校生

学習内容が高度になり板書を見ることやノートテイクが難しい場合は板書内容の事前配付，タブレットでノートをとる等の対応を行う．拡大教科書が膨大な量になってくるため，PDF 版拡大図書（教科書）を iPad 用教科書・教材閲覧用アプリ「UD ブラウザ」で利用すると便利である．PDF 版拡大図書（教科書）は文部科学省委託事業で作成されており，活用は視覚特別支援学校で相談できる．その他の ICT 機器も推奨される．

思春期には校内で補助具を使うことに抵抗が出てくる場合があり周囲も対応に困るときがある．相談を受けた場合は教育の専門家とも連携し本人の心情も慮りつつ対応する．

5．入学試験における受験配慮申請

入学試験への配慮（拡大問題，時間延長等）は原則として視機能や在籍校の配慮実績に基づく．視

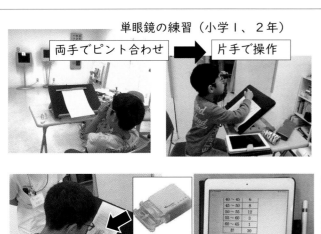

単眼鏡の練習（小学1、2年）

両手でピント合わせ → 片手で操作

拡大読書器で級友を見る（小学3年）

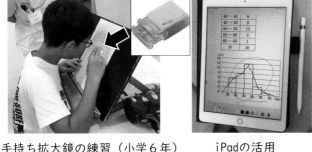

手持ち拡大鏡の練習（小学6年）　iPadの活用

拡大鏡補助机
iPad
遮光眼鏡　腕時計
拡大読書器
斜面机

多数の補助具を使い分ける（中学1年）

図 4. 症例 a の補助具活用の様子

覚特別支援学校と相談しつつ早めに準備する.

6. 症例
a）先天無虹彩，男性

乳幼児期：2か月で大学眼科にて両眼先天無虹彩，黄斑低形成と診断，月1回の視覚障害児訪問療育を開始．11か月で保育園の環境確認と助言，盲学校（当時）の紹介を受けた．年少（3歳）次に置き型拡大鏡，遮光眼鏡が導入された．年長（5歳）次の4月に就学準備を開始．両眼視力遠見(0.15)，単眼鏡6倍で(0.8)．視距離7cmで0.7の指標が読め，小学1年次では普通教科書と小型の置き型拡大鏡を併用することになった．訪問療育で単眼鏡練習を開始．地域の主治医が教育委員会に疾患，視機能，補助具，支援の必要性を説明した．保護者と療育担当者が入学予定校を訪問し，学校関係者と面談した．

小学校：保護者の希望にて普通学校の普通学級に入学し，座席位置の配慮と斜面机の配備が行われた．視覚特別支援学校による1～3か月ごとの巡回指導が開始された．支援者の交代（療育から学校）に対し保護者の戸惑いがあり地域の眼科でロービジョンケアを開始し関係機関で情報を共有した．学校では拡大教科書，拡大読書器，iPad，手持ち型拡大鏡が順次導入された．6年次の1年間で本人，保護者，関係機関が中学進学相談と準備を行い通学路での歩行訓練を行った．

中学校：普通学校の普通学級に進学した．眼科学校医不在校のため地域の主治医が教職員へ疾患と配慮について研修を行った．定期試験は拡大問題と拡大鏡の使用，別室受験，時間延長1.3倍で行った．視覚特別支援学校の巡回指導は1～3か月ごとで継続され，当事者教諭による指導や視覚特別支援学校の見学も行った．学習ではiPadを多用するようになり，PDF版拡大図書（教科書），資料整理，カメラ機能等を活用している．2年次に右視力が(0.15)から(0.02)に低下したが左眼を使いこれまで通り学習している．3年次の現在，地域の主治医が主導して関係機関と進路相談，高校入試の配慮申請，志望校の環境確認，左眼の視力低下を見込んで入学試験におけるiPad活用を準備中である．本人，保護者とも疾患，障害の受け入れは良く，低視力ながら補助具を活用し普通学級での学びを継続している（図4）．

b）網膜芽細胞腫，男性

乳幼児期：生後10か月で両眼網膜芽細胞腫を診断，化学療法，光凝固術，左眼摘出を小児眼科専

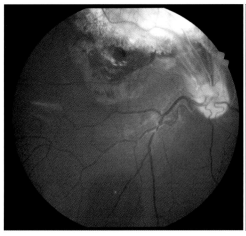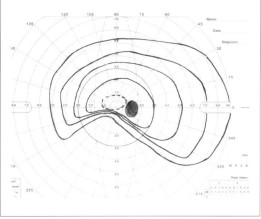

a | b
図 5. 症例 b の右眼底写真(a), 右眼ゴールドマン視野検査結果(b)

門医で受け, 視覚障害者手帳 6 級を取得した.

小学校:普通学級で一部拡大教科書を使用していた.

中学校:視覚障害への支援は中断し, 普通学級の最前列で机に覆いかぶさるように接近視して学習していた. 中学 1 年次に養護教諭から学校健診の眼科担当医に相談があり, 眼科医から養護教諭を介して保護者へスマートサイトを届け, 1 年後にロービジョンケア開始となった. 左眼は義眼. 右眼は視力(0.3)で中等度遠視, 視距離 8 cm で 1.0 の視標が読め, 視野は下方欠損していた(図5). 地域眼科のロービジョン外来と視覚特別支援学校の巡回指導で支援を開始した. 眼科で読みやすい字の大きさや字体, 読み速度を確認し, 在籍校での指導に生かされた. 書見台, 拡大鏡, 単眼鏡, iPad による PDF 版拡大図書(教科書)の紹介と体験も行ったが, 本人は「接近視で見えるから」と活用しなかった. 巡回指導では別室での個別指導を行った. 中学 3 年次の進路相談では眼科主治医からの情報提供書を持参し在籍校と本人保護者が志望校と個別相談を実施, 視覚特別支援学校の教員等が助言を行い, 志望校を決定した. 本人の希望がなく入学試験への配慮申請は行わなかった.

高　校:専門学科高校へ進学した. 眼科より高校へ視機能や配慮事項, 視覚特別支援学校との連携の必要性を記載した意見書を提出した. 数か月に一度, ロービジョンケアを行っているが, 補助具は導入が遅かったために心理的抵抗があり活用が難しい. 今後専門的な学びや就労を見越した支援が必要になると思われる. 視覚支援センターと連携した情報提供と見守りを継続している.

学校で使用できる補助具

視覚特別支援学校, 弱視学級, 弱視通級で多く使用されているのは拡大読書器(携帯型を含む), 近用弱視レンズ, タブレット端末, 遮光眼鏡, 単眼鏡等である[7)10]. 眼科では, 光学機器の処方, 補装具意見書の記載, 読み速度や視野を考慮した拡大教科書のポイント数の決定への助言, 視機能を考慮した拡大読書器等の使用についての助言を行いたいが一般眼科では難しく, ロービジョン外来に紹介すると良い. 視覚特別支援学校でも相談が可能である. 在籍校で合理的配慮として配備される機器や個人購入する機器には補装具, 日常生活用具として給付が受けられるものがある(視機能等による).

主な補助具について解説する(図6:番号は図内のもの).

- **筆記具等**:①太い濃い鉛筆やシャープペンシル, ②黒白・青白定規, ③太枠ノート:コントラストを高める. ④リーディングスリット(タイポスコープ), 罫プレート:読む, 書くところを明確にする.
- **点字機器**:小型点字器, 点字タイプライター.
- **⑤斜面机, 書見台**:正しい姿勢で接近視ができる. 前者は机の天板が持ち上がって斜の台にな

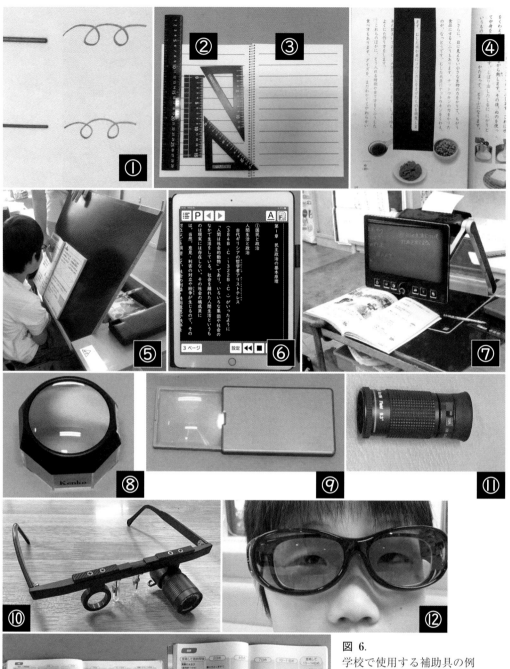

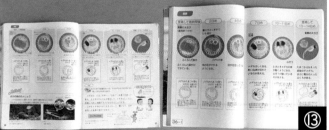

図 6.
学校で使用する補助具の例

①：太いシャープペンシルの芯（上は 0.9 mm，下は汎用される 0.5 mm）

②：黒白・青白定規　　③：太枠ノート（各種ある）　　④：リーディングスリット

⑤：書見台　　⑥：iPad 上の PDF 版拡大図書（教科書）　　⑦：拡大読書器

⑧：置き型拡大鏡　　⑨：手持ち型拡大鏡

⑩：弱視眼鏡

⑪：単眼鏡　　⑫：遮光眼鏡

⑬：拡大教科書（左は通常版，右は 26 ポイント拡大版）．

る．後者は畳んで持ち運びが可能．

- ⑥iPad：視覚障害者用の設定やアプリが充実している．図や文字の拡大，黒白反転，カメラ機能で拡大しての観察，専用アプリでの教科書（PDF 版拡大図書）閲覧，メモを取る，読み上げ等の活用ができる．
- ⑦拡大読書器：拡大して読み書きが可能．据え置き型，携帯型がある．据え置き型でもカメラを回転させて近方（教科書）と遠方（黒板）の両方が見えるタイプもある．
- 光学機器：近見には拡大鏡（置き型（⑧）は幼児・低学年にも使いやすい．手持ち型（⑨）は練習が必要），⑩弱視眼鏡（両手が空くのが利点）．遠見には⑪単眼鏡．その他⑫遮光眼鏡（短波長をカットし，羞明を防ぐ）．
- ⑬拡大教科書，大活字本，大きな字の辞書等：義務教育年限の拡大教科書は無料．選定はロービジョン外来，視覚特別支援学校に相談する．
- 電気スタンド：明るさを補う．
- 補助机：多くの補助具や拡大プリント等を並べるために必要．

結　語

　小児のロービジョンケアでは，早期の介入，保護者支援を含む個別かつ継続的な支援が必要である．眼科学校医は，①ロービジョンケアに関する地域の情報提供と専門機関との連携，②学校健診を活用した「まだ支援につながっていないロービジョンの児童生徒」の発見とロービジョンケアの情報提供，③地域の眼科医として継続的な見守りが求められる．

文　献

1) 文部科学省：学校基本調査．2020．
https://www.mext.go.jp/b_menu/toukei/chousa01/kihon/1267995.htm
2) 三井田千春，仁科幸子，石井杏奈ほか：医療機関と教育機関の連携による小児のロービジョンケ

ア．眼科臨床紀要，13：655-661，2020．
Summary　生後 3 か月～20 歳の 150 例の連携例を分析．
3) 稲垣理佐子，仁科幸子，石井杏奈ほか：小児のロービジョン外来症例集．あたらしい眼科，35：611-616，2018．
4) 柿澤敏文：全国視覚特別支援学校児童生徒の視覚障害原因等の実態とその推移．全国視覚特別支援学校及び小・中学校弱視学級児童生徒の視覚障害原因等に関する調査研究-2015 年度-報告書．筑波大学人間系障害科学域，pp.1-18，2016．
5) 柿澤敏文：全国小・中学校弱視特別支援学級・弱視通級指導教室児童生徒の視覚障害原因等の実態とその推移．全国視覚特別支援学校及び小・中学校弱視学級児童生徒の視覚障害原因等に関する調査研究-2015 年度-報告書．筑波大学人間系障害科学域，p.9，2016．
6) 文部科学省：(1)視覚障害教育．
https://www.mext.go.jp/a_menu/shotou/tokubetu/mext_00801.html
7) 土井幸輝：全国小・中学校弱視特別支援学級及び弱視通級指導教室実態調査．研究活動による調査　全国小・中学校弱視特別支援学級及び弱視通級指導教室設置校及び実態調査．平成 29 年度　研究成果報告書．独立行政法人国立特別支援教育総合研究所，pp.8-40，2018．
Summary　弱視特別支援学級，弱視通級指導教室についての実態調査．
8) 大山歩美，小林秀之，森　まゆ：小・中学校において弱視児が感じる困難とその対応—教科学習に着目して—．障害科学研究，37：1-12，2013．
9) 柿澤敏文：全国視覚特別支援学校児童生徒の重複障害の実態．全国視覚特別支援学校及び小・中学校弱視学級児童生徒の視覚障害原因等に関する調査研究-2015 年度-報告書．筑波大学人間系障害科学域，p.36，2016．
10) 田中康代：就学先を検討する上での留意点について教えてください．視覚障害教育入門 Q & A（全国盲学校校長会編著），ジアース教育新社，pp.96-97，2018．
11) 伊藤里美，仁科幸子：就学前のロービジョンケア．あたらしい眼科，30：431-435，2013．
12) 永井春彦，出井博之：就学期のロービジョンケア．あたらしい眼科，30：437-442，2013．
Summary　就学期のロービジョンケアについて詳細が記されている．

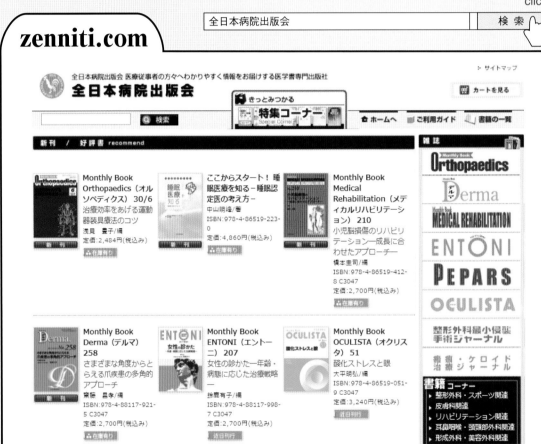
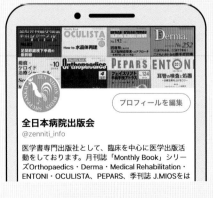

MB OCULI. No. 103：65 − 70, 2021

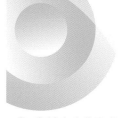

特集／眼科医のための学校保健ガイド―最近の動向―

心因性視覚障害や発達障害児童への対応について

富田 香*

Key Words : 心因性視覚障害（psychogenic visual impairment），発達障害（neurodevelopmental disorders），注意欠如多動症（attention-deficit/hyperactivity disorder：ADHD），自閉スペクトラム症（autism spectrum disorder：ASD），限局性学習症（specific learning disorder：SLD）

Abstract： 心因性視覚障害は，学校健診で視力低下を指摘されて眼科を受診し，診断される例がほとんどである．従来からみられる，女児に多く屈折異常の少ないタイプに加えて，最近では発達障害に伴う心因性視覚障害例が増えている．後者では，性差があまりなく，屈折異常をしばしば伴う．この 2 つのタイプについて，それぞれの特徴を述べる．心因性視力障害の診断においては，眼球，視覚経路，脳に病変がないことを確認することが最優先される．治療に関しては，心因を取り除くことが大事であるが，複雑な要因であることも多く，どちらのタイプも簡単には治らない例がかなりみられる．

　発達障害のうち，限局性学習症を除く注意欠如多動症と自閉スペクトラム症では，知的障害の合併が数多くみられ，学校健診の場で対応に苦慮することがある．学校健診ではできることが限られるが，視力検査，眼位・眼球運動検査・前眼部検査の留意点について私見をもとに解説する．

心因性視覚障害

　心因性視覚障害は，学校健診で視力低下を指摘されて眼科を受診し，診断される例がほとんどである．

　眼球，視覚経路，脳に視力低下を説明できる病変がなく，視力検査時の独特の答え方や，視野，色覚等の検査結果から診断する．

1．従来からみられる心因性視力障害の特徴

1）好発年齢，性別

　過去のどの報告例でも女児に圧倒的に多く，8〜14 歳頃までに発症のピークがみられる[1)〜3)]（図1）．

2）初診時視力

　0.1〜0.4 程度が多いとされる[1)2)]．

* Kaoru TOMITA，〒170-0014　東京都豊島区池袋 1-7-7　平和眼科，院長

3）視力検査での特徴

　裸眼視力検査では「ある視力値から線を引いたように見えないといって全く答えなくなる」「ある視力値からランドルト環の開きをすべて逆方向に答える」「ある視力値からランドルト環の開きをランダムに変えてくる」「1 つ 1 つの答えに長い時間がかかる」等の特徴的な答え方がみられることがある．

　また，＋3.00 D レンズでの雲霧から徐々に遠視度数を減らしていくと視力が出たり（雲霧法），プラスレンズとマイナスレンズを加えることによってゼロレンズを作ると視力が出る（レンズ打ち消し法）ことがある．

　検査日や検査者によって視力値が変動するのも特徴の 1 つである．

4）視野異常

　動的視野では，らせん状視野（図2）と求心性視

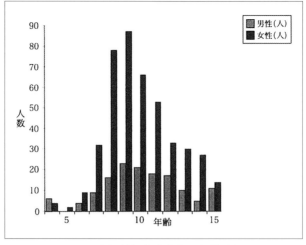

図 1. 心因性視力障害者の年齢分布
（文献 3 より転載）

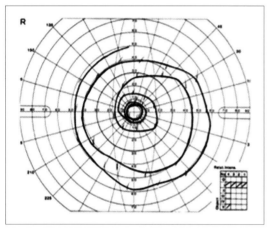

図 2. らせん状視野
（文献 4 より転載）

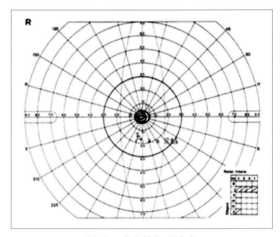

図 3. 求心性視野狭窄
（文献 4 より転載）

野狭窄（図 3）が特徴的とされる.

静的視野では，水玉様欠損がみられ，らせん状視野と対応しやすいという結果が出ている[4]. また，静的視野でも求心性視野狭窄がみられることがある.

5）色覚異常

石原®色覚検査表では，非定型的な答えをすることが多く，色相配列（パネル D-15）では，規則性のみられないランダムな異常パターンを示すことが多いとされる.

また，ピンク色に見える，青色に見える等，色視症を訴えることもある.

6）屈折異常

屈折異常は軽度で，ほとんど正視に近いことが多い. しかし，オートレフラクトメーターの測定値では，強い近視に出ることもあり，視力が出ない場合は，調節麻痺下での屈折検査が必須である.

7）要因と子どもの性格

心因性視力障害は，「子どもの心に何らかのトラブルが生じていて助けて欲しいと訴えているサイン」としてとらえなければいけない.

従来，習い事や塾が多すぎて忙しかったり，友人関係，兄弟関係，親との関係，担任の教師との関係等が指摘されており，その通りのことも多い. しかし原因が複数あり，とらえにくいこともしばしばみられる.

これはあくまでも，今まで接してきた筆者の経験からの印象なので，そのつもりで読んでいただ

きたい．心因性視力障害を起こしてくる子どもと話していると，周囲の大人の評価を気にしていたり，周囲の友人の考えを気にしていることが多いことに気づく．特に自分自身の評価を，他人が自分をどう評価するかで決めていることが多い．例えば，母親が忙しく，弟や妹の面倒をみると母親が喜ぶため，寂しくても無理をしていることがある．良い子になろうと努力しすぎている状態である．「抱っこ点眼」[5]に効果があるというのは，このような場合のように思う．また，友人同士のトラブルに介入できず悩んでいたりすることもある．共感性が高い性格であるが，繊細で，自己が安定せず心因性視力障害を起こしてくるように感じる．マイペースの子はなりにくい印象が強い．また親がマイペースな性格だとなかなか子どものストレスに気づきにくいようである．

子どもは学校生活のすべてを親に伝えるわけではないため，親には子どもの話を丁寧に聞いて欲しいことを伝えるようにしている．原因がわかると解決できることが多いが，先に述べたように複数の要因が重なっていることもしばしばみられ，そこに子ども自身の性格や考え方が関与するため対応に苦慮することも多い．

2．最近増加している発達障害に伴う心因性視力障害の特徴

ここからは，きちんとした統計が取れているわけではなく，日常診療での印象をもとに記載することを，ご了承いただきたい．

1）要因となる子どもの状態

発達障害のなかで，注意欠如多動症では，「集中力がない，あるいは逆に自分の興味のあることにだけ過集中してしまう」「気が散りやすい」「思いついた行動について，行っても良いか考える前に実行してしまう」「忘れ物が多い」等がみられ，就学すると教師，友人，家族から叱責を受けることが非常に多くなり，自己有用感が低下してしまうことがある．

自閉スペクトラム症では，いろいろなことにこだわりがみられ，他人の気持ちを読み取ることが苦手である．アイ・コンタクトやボディ・ランゲージの異常がみられ，顔の表情を読み取ったり，目を見て話すことができない．このため，相手がどう思うかを考えずに口に出してしまい，同級生からは「嫌なことを平気でいう人」「変な人」と思われやすく，いじめられないまでも，避けられてしまうことがある．このため，孤立感から自己有用感の低下につながることがある．

限局性学習症は，全般的な知的発達に遅れがなく，聞く，話す，読む，書く，計算するまたは推論する能力のうち特定のものの習得と使用に著しい困難を示す状態とされる．就学してから，学習の困難さで気づかれることが多く，眼科受診をされる子どもの状態としては，「音読が上手くできない．一文字ずつの拾い読みになる」「黒板の文字を書き写すことができない．時間がとてもかかる」「ひらがなや漢字が書けない．文字がマスのなかに入らない．文字が汚い」等が多く，これらが周囲に眼の問題ではないかと思われることも多い．しかしほとんどの場合，矯正視力は良好で，眼位異常もなく，両眼視機能も良好である．人一倍努力しても，なかなか読み書きが向上せず，テストの成績に結びつかないため，子どもも親も精神的に疲弊してしまい，自己有用感がほとんどなくなってしまう．

子どもにとって自己有用感は非常に大事で，心のエネルギーとも考えられる．これがなくなってくると，積極的に挑戦する気持ちが萎えてしまい，どんどん内側に引きこもってしまうようになる．この最初の症状として心因性視力障害の状態がみられることがある．時間が経つと多くの場合不登校へとつながるようである．

眼科だけでは対応できないことが多い．発達障害そのものを治すことは難しいが，日常生活に支障がないように軽減させていくことは大事なため，発達障害の専門医の受診を検討したり，家庭での対応を相談したりする．

2）好発年齢，性別

集団生活と学習が始まってからさまざまな困難

さがはっきりしてくるため，小学校に入学してからみられることが多い．

性別は男女ともにみられる．

3）初診時視力

4）視力検査での特徴

5）視野異常

6）色覚異常

上記3）～6）については，従来からの心因性視力障害と大きな差はない．

7）屈折異常

屈折異常は，遠視から近視まで，乱視や弱視を含めて，さまざまな異常がみられることが多く，これは従来からの心因性視力障害と異なる印象がある．

3．心因性視覚障害の診断上の留意点

屈折異常に加え，眼内の疾病がないかどうかきちんと調べることが最も大切である．このため，調節麻痺下屈折検査での散瞳状態を利用し，前眼部，中間透光体，眼底に異常がないことを確認する．

また，視力が出ない場合は，頭蓋内病変の除外診断が欠かせない．心因性視力障害と診断されていたなかに，脳腫瘍だった例の報告があり，MRI等の画像診断を含め神経学的な検査を依頼することが大切である．

4．学校での対応

心因性視覚障害の児童生徒の教室内の席に関しては，本人が希望するところが望ましい．多くは「見えない」と本人が訴えるため，一番前の席となるようである．

生徒間の様子等にも気をつけてみて欲しいところだが，担任は気がついていないことも多い．養護教諭にも心因性視力障害があることを伝えておくと，保健室等での様子にも気を配ってもらえるうえ，年度変わりのときにも情報がつながるため効果的である．

発達障害児童への対応

1．発達障害児の視力検査

限局性学習症を除く，注意欠如多動症と自閉スペクトラム症では知的障害を伴うことがある．また染色体異常等，種々の疾患に伴う知的障害児のなかにも，注意欠如多動傾向や自閉スペクトラム症の合併がみられる．

これらの児童生徒では，通常の学校での視力検査がしばしば困難となる．

視力測定をする際は，できるだけシンプルで，視標のみに注目でき他の物へ注意がそれない環境が良い．また同様に，他の児童生徒が検査の場所に入らないほうが良い．可能であれば，ランドルト環字ひとつ視標の際，ランドルト環の模型を使ってハンドルのように操作してもらったり，絵視標を使えると良い．

励ましながら視力検査をしようとして声かけを多くすると，かえって気が散ってしまうことがあり，淡々と検査したほうが良い場合もある．

2．発達障害児の眼科健診

1）眼位・眼球運動検査

眼位に関しては，発達障害児・知的障害児では遠見固視目標への注視の持続ができないことがある．このような場合は，遠見のカバーテストが困難なため，近見固視目標のみでの眼位検査を行い，遠見は視診とすることもやむをえない．

眼球運動に関して，学校健診の場では追従性眼球運動（図4-a）により，過動や遅動がないかどうかを向き運動で確認し，最後に輻湊が可能であるかどうかをみる．通常，追従性眼球運動は3歳頃までに，また衝動性眼球運動（図4-b）は5歳頃には可能となり，小学校高学年くらいまで年齢に応じた発達がみられる．この2つの眼球運動の異常は，しばしば発達障害児にみられる．追従性眼球運動の際，視標を首を振って見ようとしたり，注視が途切れてしまう様子がみられる．また視標を見ようとすると，口あるいは頸へ緊張が入ってしまう様子がみられることもある．

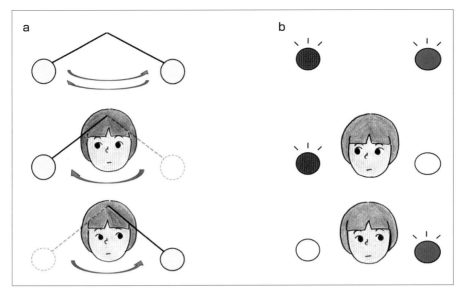

図 4.　2つの眼球運動
読書は文字ごとのかたまりで読んでいく衝動性眼球運動で行われるため，
衝動性眼球運動が悪いと読んだり，書き写したりすることが上手くできな
いことがある．
　a：追従性眼球運動（pursuit eye movement）．振り子を見るような滑らか
　　な眼球運動
　b：衝動性眼球運動（saccadic eye movement）．右左にすばやく眼球を動か
　　してみる眼球運動

　眼球運動が悪いと，読書や板書の書き写しに支障が出やすい．この眼球運動を改善するためには，眼球のみを動かすだけでは不十分で，体を大きく使う粗大運動が必要となる．粗大運動は，①走る・跳ぶ等，自分から動く運動，②鉄棒にぶらさがったり壁押しをする等，力を入れるが動かない運動，③一本橋の上を渡る等，平衡感覚を使う運動，④縄跳びやボール等，道具を使う運動の大きく4種類に分類される．この4種類の運動がバランスよく行われることで，感覚統合[6]の発達を介して眼球運動が発達していくと考えられている．通級指導の現場や，特別支援級，特別支援学校等では，この粗大運動を取り入れた活動をしているところも多い．

　眼科として対処できることではないため，眼球運動異常がみられる児童生徒については，養護教諭に伝え，授業や学習での状態を聞いて支援を検討してもらう．

2）前眼部状態の検査

　視診に加えて，ハンドスリットやペンライトを用いて検査することが多いが，発達障害児では種々の感覚過敏を持っていることがある．

　視覚過敏のある児童生徒では，まぶしい検査を極端に嫌う．このためペンライトやハンドスリットを嫌がり，明るい部屋での視診しかできないこともある．

　また触覚過敏があり，首から上を触られるのを嫌がる児童生徒もいる．必要なとき以外は多少動いても抑えないで検査を行いたい．

　聴覚過敏を持っている発達障害児は非常に多い．嫌いな音があると，注意集中が途切れてしまうため，眼科健診を行う部屋はできるだけ静かな環境が望ましい．

文　献

1）山出新一：心因性視覚障害．眼科，**43**：877-885，2001.
2）黒田紀子：心因性視覚障害．眼科，**37**：851-857，1995.
3）小口芳久：7．心因性視力障害の昔と今．心因性視力障害．近代文芸社．p. 114，2004.
　Summary　心因性視覚障害についてのわかりやすい総説である．

4）山出新一：I 心因性視覚障害の臨床像 1．眼科からみた特徴．心因性視覚障害（八子恵子，山出新一，横山尚洋），中山書店．pp. 3-12，1998.

5）早川真人：V 心因性視覚障害に対する治療法 5．だっこ点眼．心因性視覚障害（八子恵子，山出新一，横山尚洋），中山書店．pp. 146-150，1998.

Summary 心因性視覚障害について網羅されているバイブル的教科書．

6）木村 順：育てにくい子にはわけがある．大月書店．pp. 22-106，2006.

Summary 感覚統合を中心に発達障害児の持つさまざまな特性について解説されている名著．

MB OCULI. No. 103 : 71－77, 2021

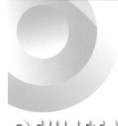

特集／眼科医のための学校保健ガイド―最近の動向―

学校保健における眼外傷
―スポーツ眼外傷を中心に―

枝川　宏*

Key Words : スポーツ眼外傷(sports eye trauma)，学校保健(school health)，日本スポーツ振興センター(JAPAN SPORT COUNCIL)，眼外傷(eye injury)，スポーツ用保護眼鏡(eye guard)

Abstract : 独立行政法人日本スポーツ振興センター(JAPAN SPORT COUNCIL)の資料では，我が国の学校における眼外傷は例年約7～8万件起こっていて，その約4割の約3万件がスポーツ眼外傷である．スポーツ眼外傷は，後遺症が残るスポーツ外傷のなかで最も多いものであることから，スポーツのときに眼を守ることはとても重要である．

　最近まで，我が国ではスポーツにおける眼の保護についての対策は進んでいなかった．しかし，我が国でもスポーツ用保護眼鏡の安全規格ができあがったことから，今後スポーツ用保護眼鏡の使用が多くなり，スポーツ眼外傷が減少することが期待される．

はじめに

　我が国では毎年多くの人にスポーツ眼外傷が起こっている．その原因や起こり方はさまざまで，程度も軽症なものから重症なものまで幅広いが，重症なスポーツ眼外傷の受傷者は視力低下や視野欠損等の後遺症が残ることがあるので注意が必要である．

スポーツ眼外傷の現状

1．現　状

　スポーツ眼外傷の現状は，独立行政法人日本スポーツ振興センター(JAPAN SPORT COUN-CIL：JSC)と公益財団法人スポーツ安全協会(スポーツ安全協会)の資料で把握できる．

　JSCは我が国における「スポーツ振興」と「児童生徒等の健康保持増進」をはかるための中核的専門機関で，幼稚園児，小学生，中学生，高校生，

高等専門学校生を対象に学校活動におけるさまざまな外傷のデータを，「学校の管理下の災害」という刊行物で毎年報告している．JSCは加入人数が約1,660万人で，我が国の児童生徒数の約95％をカバーしていることから，JSCの報告から我が国の学校活動における児童や学生のスポーツ眼外傷の実態がわかる．また，スポーツ安全協会は「スポーツ傷害統計データ集」という刊行物で競技別のスポーツ眼外傷の実態を報告している．加入者はスポーツ団体に所属している人達で，加入人数は約898万人である．

　JSCの資料では，最近10年間に学校で起こっている眼外傷の件数は例年約7～8万件で徐々に減少傾向にあるが，スポーツ眼外傷の件数は例年約3万件でほぼ一定の割合で発生している(図1)．

2．学校における重症なスポーツ眼外傷について

　JSCでは，スポーツ眼外傷の後遺症を，失明に至る重度なものから睫毛の欠損のような軽度ものまでを1～14級に分類して，障害の程度に合わせて障害見舞金の給付を行っている．JSCの過去10年間に後遺症が残るような重大な事故で障害見舞

* Hiroshi EDAGAWA, 〒153-0065　東京都目黒区中町1-25-12 ロワイヤル目黒1階　医療法人社団慈眼白山会えだがわ眼科クリニック，院長

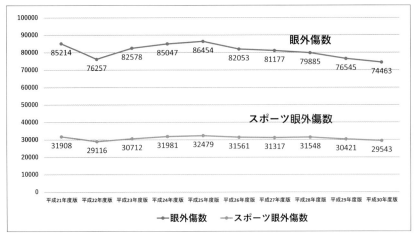

図 1. 学校におけるスポーツ眼外傷の推移
（日本スポーツ振興センター資料より）

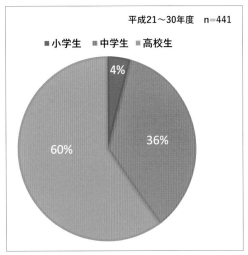

図 2. 学年別のスポーツ眼外傷（重大事故）
体育活動中の災害給付の障害見舞金
（第1級〜第14級）給付事例

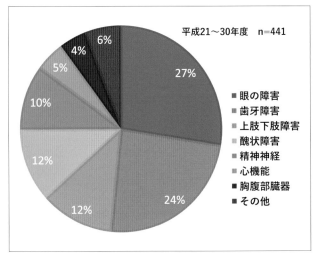

図 3. 学校における外傷の部位
体育活動中の災害給付の障害見舞金
（第1級〜第14級）給付事例

金を給付した生徒たちの分析では，後遺症が残るような重大事故にあった学生は高校生が60％，中学生が36％，小学生が4％と，事故のほとんどは高校生と中学生であった（図2）．傷害部位は眼が最も多く，次いで歯牙，上肢下肢障害，醜状障害と続くが，約半数は眼と歯牙の障害である（図3）．競技種目では野球，サッカー，バスケットボール，ソフトボール等の球技種目が，全体の8割を占めている（図4）．しかし，競技人口10万人あたりの運動部活動における競技種目の分析では，スポーツ眼外傷が最も多いのは野球で，2位はラグビー，

3位はソフトボールとなり，ラグビーやソフトボールも眼外傷を起こしやすい競技であることがわかる（図5）．起こった状況では，8割が「ボール等に当たる」で最も多く，次いで「他者との接触」，「転倒・落下」，「バット等に当たる」等が多い（図6）．競技種目でみると「ボール等に当たる」状況が多い競技は野球・サッカー・ソフトボール，「他者との接触」状況が多い競技は，バスケットボール・サッカー・ラグビー，「バット等に当たる」状況が多い競技は，ソフトボール・野球・バドミントン等である．

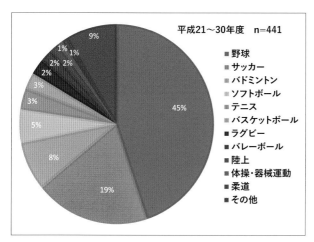

図 4. 学校におけるスポーツ眼外傷の競技種目
　体育活動中の災害給付の障害見舞金
　（第 1 級～第 14 級）給付事例

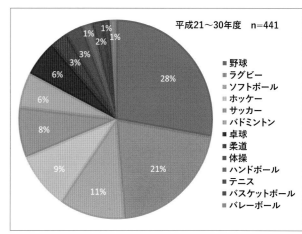

図 5. 競技人口 10 万人あたりのスポーツ眼外傷の
　競技種目
　　体育活動中の災害給付の障害見舞金
　　（第 1 級～第 14 級）給付事例

　スポーツ安全協会ではスポーツ眼外傷を 4 段階に分類して，その段階に応じた障害保険金を支払っている．スポーツ安全協会の資料では 10 万人あたりの発生頻度が高い競技は，1 位がボクシング，2 位は野球，3 位はバドミントンであった．このように両団体の資料を比較すると，野球の発生頻度が高いのは共通していたが，JSC ではサッカー，バスケットボールの頻度が高く，スポーツ安全協会ではボクシング，バドミントンの頻度が高かった．この違いは加入者の違いによるものと考えられる．

3．スポーツ事故ハンドブック

　JSC では生徒が学校生活で経験する可能性のあるさまざまなスポーツ事故について，その予防と事故が起きたときの対応について説明したハンドブックを作成している（図 7）．ハンドブックは，スポーツ事故を防止する観点で書かれた「スポーツ事故防止ハンドブック」とスポーツ事故が起きたときの救急処置をフローチャートで書いている「スポーツ事故対応ハンドブック」の 2 冊で，取り上げられている項目は眼の外傷以外に，心停止・頭頸部外傷・熱中症・食物依存性運動誘発アナフィラキシー・歯や口の外傷等である．これらは JSC に登録されている学校に配布されていて，保健や体育の現場で利用されている．

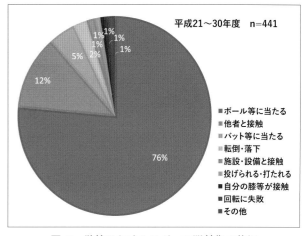

図 6. 学校におけるスポーツ眼外傷の状況
　活動中の災害給付の障害見舞金
　（第 1 級～第 14 級）給付事例

スポーツ眼外傷の予防

1．予防方法

　プレー中の眼外傷を防ぐ方法としては，プレー環境の整備，生徒の注意力向上，生徒の眼の保護が挙げられる．

　学校のグラウンドや体育館のような限られた空間のなかで多数の競技が同時に練習を行うような状況では，他の競技との距離を十分に確保することが難しいためにスポーツ事故が起こりやすい．そのため，防球ネットを使用して見えない方向から飛んでくるボールを防ぐこと，ボールや他者の動

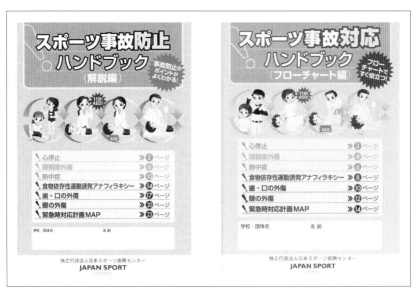

図 7. スポーツ事故防止・対応ハンドブック
（独立行政法人日本スポーツ振興センターより）

きが良く見えるようにプレーをする場所の明るさ
を確保する等のプレー環境を整備する必要がある．

生徒の注意力向上では，プレーをしている生徒
の集中を途切れさせないこと，生徒間では声かけ
をしてプレーをしている者が見えないボールや他
者の動きを把握することである．また，生徒の視
力を適切に矯正することも重要である．視力が悪
い生徒はプレー中にボールや周囲の状況をしっか
りと把握できずに注意力が低下して，事故に巻き
込まれる可能性があるためである．

生徒の眼の保護では，スポーツ用保護眼鏡（ス
ポーツ眼鏡）を使用することである．スポーツ眼
鏡が必要なのは，野球のファールチップのように
ボールが短時間で顔面に衝突することから，打者
がボールを避けられない状況[1]のときや，バス
ケットボールのようにボールを至近距離で奪い合
うことから，選手の指や手が眼に入りやすい状況
等のときである．

2．スポーツ眼鏡

1）必要性について

米国眼科学会（American Academy of Ophthal-
mology：AAO）は，アメリカでは年間に 42,000 件
以上のスポーツやレクリエーションによる眼外傷
が起こっていて，その 9 割は適切なスポーツ眼鏡
で防ぐことができると報告している[2]．また，

AAO は競技での外傷の危険度を「高度」「中等度」
「低度」「安全」に分類していて，その危険度に応じ
て製品規格設定機関である ASTM（American
Society for Testing and Materials）がスポーツ眼
鏡の安全基準を設定している．このように，米国
ではスポーツ眼鏡の製品安全規格は作られている
が，我が国ではスポーツ眼外傷が学校だけでも年
間約 3 万件起こっていながら，スポーツ眼鏡の安
全基準はなく，積極的に使用されていなかった．

しかし，2020 年に我が国では一般社団法人製品
安全協会（Consumer Product Safety Associa-
tion：SG）によってスポーツ眼鏡の安全規格が作
られ，その規格が世界貿易機関（World Trade
Organization：WTO）に通知された．SG は 2021
年の 6 月から国内の製造事業者と販売事業所へ我
が国の安全規格について説明会が行われ，それら
の業者や事業所から提出された製品のなかで安全
基準を満たしている製品には SG マークをつける
ことを許可することになっている．SG マークは
その表示製品の欠陥で人身被害が生じたと認めら
れるときは，被害者 1 人につき 1 億円を限度に損
害賠償措置が実施されるという補償制度が付随さ
れている．このようなスポーツ眼鏡の安全規格や
補償制度ができあがったことから，我が国でもス
ポーツ眼鏡が普及していくと思われる．スポーツ

眼鏡の安全基準は現在はスポーツ眼外傷が最も多い野球のものだが，今後はさまざまな競技種目にあった安全規格が作られる予定である．

2）スポーツ眼鏡の種類

スポーツ眼鏡は競技や目的に応じて，さまざまなタイプのものが作られている．眼鏡型はボールや手指の衝撃から眼を保護するように作られていて，野球・バスケットボール・スカッシュ等で使われる．フェイスマスク型は激しい身体の接触や衝撃から眼だけでなく顔全体が保護できるように作られていて，アイスホッケー・アメリカンフットボール等で使われる．サングラス型は塵・埃・風や紫外線から眼を保護できるように作られていて，自転車・ビーチバレー・マラソン等で使われる．ゴーグル型は風から眼を保護できるように作られていて，スキー・スノーボード等に使われる．カップ型は水・塩素から眼を保護できるように作られていて，スイミング等で使われる．

3）スポーツ眼鏡の特徴

スポーツ眼鏡はスポーツをするときに使用することを前提に作られているために，フレームは軽量で身体が動いてもずれないように設計されている．また，フレームは視野が広くなるように顔に沿ってカーブしていて，紫外線や埃が眼に入りにくい等の特徴がある．このようにスポーツ眼鏡のフレームは通常の眼鏡のフレームとは異なることから，フレームを選択するときはさまざまなポイントで顔にフレームが合っていることを確認する必要がある[3]．レンズはガラスの約200倍，プラスチックの約30倍の強度を持つポリカーボネート素材を使用する．レンズの色や明るさは，競技のパフォーマンスに影響することも考えられるので，具体的なプレー環境やレンズを装用したときのアスリートの感覚に合ったものを処方する．

屈折異常のあるアスリートがスポーツ眼鏡を使用するときは，屈折度数の入ったスポーツ眼鏡を使用して眼鏡だけで眼の保護と屈折矯正を行う方法と，屈折矯正はコンタクトレンズ（CL）や手術等，眼鏡以外の方法で行って，保護は屈折度数の

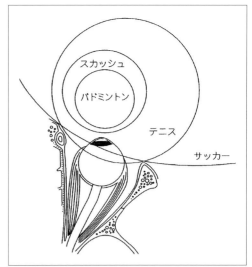

図8. ボールの大きさによる眼への影響
衝撃物の大きさで，受傷状況は異なる．
衝撃物＞眼窩：後眼部疾患
眼窩＞衝撃物：前眼部疾患
（保科幸次，山懸祥隆：スポーツ眼外傷とその予防．臨床スポーツ医学，18(8)：911，図5より）

入っていないスポーツ眼鏡で行う方法がある．どちらの方法を選択するかは，アスリートの屈折状態や競技特性で選択する．

スポーツ眼外傷について

1．衝　撃

重度のスポーツ眼外傷は衝撃で起こることが多い．眼への衝撃力は，衝撃物の大きさや衝撃物の速度と硬さで異なる．

衝撃物の大きさが眼窩とほぼ同じかそれよりも小さなボール（ソフトボール・野球・テニス・ゴルフ・卓球等のボールやバドミントンのシャトル）や身体部分（指・爪）の場合は，衝撃力の多くは眼球に伝わる．そのため，眼球前部の損傷が大きく，角膜・結膜・虹彩・隅角・水晶体に重篤な傷害が起こる．角膜では角膜裂傷・び漫性表層性角膜炎・角膜擦過傷が，結膜では結膜裂傷・細菌性結膜炎が起こる．虹彩や隅角では虹彩断裂・瞳孔散大・前房出血・隅角後退・隅角離断が，水晶体では水晶体亜脱臼・外傷性白内障が起こる（図8）．

しかし，衝撃物の大きさが眼窩よりも大きなボール（バスケットボール・サッカーボール・ドッ

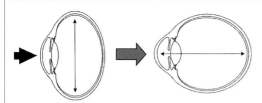

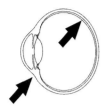

眼球上下前後方向への圧縮による伸展
（眼球自体の反発力による復元）

打撲による直接障害と衝撃波による間接障害

図 9．後眼部の障害の起こり方
（保科幸次，山懸祥隆：スポーツ眼外傷とその予防．臨床スポーツ医学，18(8)：911，図4より）

ジボール・バレーボール・ハンドボール等)や身体部分(肘・腕・膝)の場合は，ボールの衝撃力の一部は顔面や眼窩周辺の骨に吸収されるが，吸収しきれなかった衝撃力は眼窩内に伝わる．眼窩内に伝わった衝撃力は眼窩内の圧力を急激に高めることから，眼窩を構成している骨が折れたり，眼球後部の硝子体・網膜・脈絡膜・網膜に重篤な傷害を与えて，網膜剥離，網膜振盪症，脈絡膜剥離を引き起こす．衝撃による後眼部の傷害の起こり方には，衝撃力が眼球全体を上下前後に揺さぶるために硝子体や網膜全体が損傷する場合や，衝撃力を受けた部分の網膜と硝子体を介して反対側の網膜が損傷する場合がある(図9)．

このように眼外傷の起こり方は，衝撃を与えるボールや身体部分の大きさが眼窩の大きさよりも小さい場合は前眼部疾患が，眼窩の大きさよりも大きい場合は後眼部疾患が多い．傷害の程度は，衝撃物の速度が早く，硬さが硬いほどひどくなる傾向になる．

2．紫外線

我々が浴びている太陽光は波長の短いほうから紫外線，可視光線，赤外線に分けられ，そのなかで波長が最も短い 190～400 nm の部分が紫外線で，短い波長から UV-C，UV-B，UV-A の3種類に分類されている．このなかで人体に有害な影響を与えるのは，地表に届く UV-B と UV-A である．

紫外線は眼に急性障害と慢性障害を引き起こす．急性障害では紫外線角膜炎(雪眼炎)，結膜充血が起こり，慢性障害では瞼裂斑，翼状片，白内障が起こる．我が国では野球部やサッカー部のように屋外で長時間にわたってプレーをする競技の生徒は眼部紫外線被曝量が多く，瞼裂斑の有病率が高いとの報告[4]がある．したがって，紫外線を多く浴びる屋外競技や高所や海等の環境で競技を行う生徒は，紫外線から眼を守る必要がある．

3．傷害部位によるスポーツ眼外傷

スポーツ眼外傷は傷害部位によって異なる[5]．

1）眼　瞼

眼瞼皮膚の損傷では，眼瞼裂傷・挫傷・皮下出血が起こる．鼻の近くの眼瞼が受傷すると涙小管の断裂が起こりやすく，眼窩上眉毛部が受傷すると視束管骨折が起こりやすい．上眼瞼挙筋と瞼板筋（ミューラー筋）が受傷すると眼瞼下垂が起こり，眼輪筋が受傷すると眼瞼が閉じられなくなる．

2）角膜・結膜

角膜の損傷は，鈍的や鋭的な外傷・消石灰のような化学物質・紫外線・塩素だけでなく，ゴーグルの曇り止めや日焼け止め等の化学薬品等でも起こる．鈍的な外傷では点状表層性角膜症・角膜びらん・角膜上皮剥離が，鋭的な外傷では角結膜裂傷が起こる．角膜の実質や内皮細胞が傷害されると角膜は混濁する．紫外線による急性障害では点状表層性角膜炎が起こり，慢性障害では翼状片・帯状角膜変性・角膜内皮障害が発症する．

結膜が受傷すると，結膜充血や結膜炎等が起こる．紫外線では，結膜充血や瞼裂斑，翼状片が起こり，瞼裂斑や翼状片は鼻側結膜からの発生率が高い．紫外線・チリ・埃・機械的な慢性刺激で起こる．

3）前眼部

前眼部が受傷すると，虹彩・毛様体・隅角・水晶体に傷害が起こる．隅角では，隅角後退・隅角

離断，前房出血が起こり，続発性緑内障が起こることがある．虹彩では，虹彩離断・瞳孔の変形や偏位・外傷性散瞳が起こり，調節障害・羞明・近方視力低下がみられる．水晶体の損傷では，外傷性白内障や水晶体の亜脱臼が起こる．外傷性白内障は鈍的外傷では変化は遅いが，穿孔性外傷では受傷後早期から発症する．水晶体亜脱臼は毛様体小帯の断裂で起こる．また，紫外線によっても白内障が起こる．毛様体では，毛様体解離や脈絡膜破裂が起こる．毛様体解離では低眼圧・低眼圧黄斑症・乳頭浮腫が，脈絡膜破裂では網膜・硝子体出血・強膜露出が起こる．

4）後眼部

眼球が強い衝撃を受けると，硝子体は上下前後に揺れ動いて，網膜裂孔や硝子体出血が起こる．症状は飛蚊症が出現して，ひどい場合は視力低下がみられる．網膜が受傷すると黄斑円孔，網膜振盪症，網膜挫傷，網膜剥離，眼底出血がみられる．網膜の混濁は多くの受傷者に起こる．競技力への影響は，黄斑部に近い場所で起こったものは視力低下や視野欠損が生じるために大きいが，黄斑部から離れた場所で起こったものは小さい．網膜挫傷や眼底出血で起こる症状は，受傷した網膜部位やその範囲，原因となる血管の状態によってさまざまである．

5）その他

眉毛部外側に衝撃を受けると視束管骨折による外傷性視神経障害が起こることがある．瞳孔検査では求心性瞳孔異常が起こり，対光反射が異常になる．視機能の完全な回復は難しく，受傷後治療までに時間の経過したものは視力低下や視野異常が残る．

眼窩の周辺の骨が衝撃を受けると，眼窩内壁骨折や眼窩吹き抜け骨折が起こる．症状は眼球運動障害，複視，下眼瞼の知覚鈍麻，眼球陥凹，鼻出血，眼球運動痛がみられる．眼窩内壁骨折では外斜視，眼球運動の内転不能や外転制限がある．眼窩吹き抜け骨折では上下の眼球運動障害や複視が起こり，小児では嘔気・嘔吐を伴う．

まとめ

学校におけるスポーツ眼外傷の特徴は，ほとんどが鈍的外傷であること，外傷の多くは球技でボールが原因であること，スポーツ外傷のなかでも最も後遺症が多い外傷であること等である．なかでも，眼の後遺症が残ると，その生徒はその後の競技だけでなく，日常生活でも悪影響を受けるために，スポーツ眼外傷は注意が必要である．したがって，眼をスポーツ外傷から保護することはとても重要であるにもかかわらず，スポーツ中の眼の保護についての対策が進んでいなかった．しかし，我が国でもスポーツ眼鏡の安全規格と補償制度ができあがったことから，今後スポーツ眼鏡が使用される機会が多くなり，スポーツ眼外傷が減少することが期待される．スポーツ眼鏡の早い普及が望まれる．

文　献

1) 楠本欣司，北村光司，西田佳史ほか：スポーツ障害サーベランスとビデオサーベランスを用いた野球顔面障害の分析．第17回SICEシステムインテグレーション講演会，2016.
   Summary　眼にとって野球のボールがいかに危険なのかを実験調査した貴重な発表．
2) Joint Policy Statement：Protective eyewear for young athletes. The Coalition to Prevent Sports Eye Injuries. Ophtalmology, **111**：600-603, 2004.
   Summary　アメリカにおける眼外傷の現状がわかる．
3) 枝川　宏：スポーツ眼鏡．あたらしい眼科，**32**（臨増）：95-98，2015.
   Summary　スポーツ眼鏡について詳しく書かれたもの．
4) 初坂奈津子，佐々木　洋：スポーツにおける紫外線の影響について．MB OCULI, **58**：32-36, 2018.
   Summary　紫外線が選手の眼に与える影響について書かれたもの．
5) 枝川　宏：第4章　スポーツ眼外傷．スポーツパフォーマンスと視覚（日本スポーツ視覚研究会）．pp.95-113，NAP，2019.
   Summary　スポーツ選手と眼の関連性についてさまざまな分野の先生によって書かれたもの．

FAX による注文・住所変更届け

改定：2015 年 1 月

毎度ご購読いただきましてありがとうございます．

読者の皆様方に小社の本をより確実にお届けさせていただくために，FAX でのご注文・住所変更届けを受けつけております．この機会に是非ご利用ください．

◇ご利用方法

FAX 専用注文書・住所変更届けは，そのまま切り離して FAX 用紙としてご利用ください．また，注文の場合手続き終了後，ご購入商品と郵便振替用紙を同封してお送りいたします．**代金が 5,000 円をこえる場合，代金引換便とさせて頂きます．**その他，申し込み・変更届けの方法は電話，郵便はがきも同様です．

◇代金引換について

本の代金が 5,000 円をこえる場合，代金引換とさせて頂きます．配達員が商品をお届けした際に，現金またはクレジットカード・デビットカードにて代金を配達員にお支払い下さい(本の代金＋消費税＋送料)．(※年間定期購読と同時に 5,000 円をこえるご注文を頂いた場合は代金引換とはなりません．郵便振替用紙を同封して発送いたします．代金後払いという形になります．送料は定期購読を含むご注文の場合は頂きません)

◇年間定期購読のお申し込みについて

年間定期購読は，1 年分を前金で頂いておりますため，代金引換とはなりません．郵便振替用紙を本と同封または別送いたします．送料無料，また何月号からでもお申込み頂けます．

毎年末，次年度定期購読のご案内をお送りいたしますので，定期購読更新のお手間が非常に少なく済みます．

◇住所変更届けについて

年間購読をお申し込みされております方は，その期間中お届け先が変更します際，必ずご連絡下さいますようよろしくお願い致します．

◇取消，変更について

取消，変更につきましては，お早めに FAX，お電話でお知らせ下さい．

返品は，原則として受けつけておりませんが，返品の場合の郵送料はお客様負担とさせていただきます．その際は必ず小社へご連絡ください．

◇ご送本について

ご送本につきましては，ご注文がありましてから約 1 週間前後とみていただきたいと思います．お急ぎの方は，ご注文の際にその旨をご記入ください．至急送らせていただきます．2〜3 日でお手元に届くように手配いたします．

◇個人情報の利用目的

お客様から収集させていただいた個人情報，ご注文情報は本サービスを提供する目的(本の発送，ご注文内容の確認，問い合わせに対しての回答等)以外には利用することはございません．

その他，ご不明な点は小社までご連絡ください．

株式会社 **全日本病院出版会**　〒113-0033 東京都文京区本郷 3-16-4-7F
電話 03(5689)5989　FAX03(5689)8030　郵便振替口座 00160-9-58753

FAX 専用注文書

年　　月　　日

○印	MB　OCULISTA 5 周年記念書籍	定価(税込)	冊数
	すぐに役立つ眼科日常診療のポイント—私はこうしている—	10,450 円	

(本書籍は定期購読には含まれておりません)

○印	MB　OCULISTA	定価(税込)	冊数
	2021 年__月～12 月定期購読(No. __～105：計__冊)(送料弊社負担)		
	2020 年バックナンバーセット(No. 82～93：計 12 冊)(送料弊社負担)	41,800 円	
	No. 102　水晶体脱臼・偏位と虹彩欠損トラブル	3,300 円	
	No. 101　超高齢者への眼科診療—傾向と対策—	3,300 円	
	No. 100　オキュラーサーフェス診療の基本と実践	3,300 円	
	No. 99　斜視のロジック 系統的診察法	3,300 円	
	No. 98　こども眼科外来 はじめの一歩—乳幼児から小児まで—	3,300 円	
	No. 97　ICL のここが知りたい—基本から臨床まで—	3,300 円	
	No. 96　眼科診療ガイドラインの活用法　増大号	5,500 円	
	No. 95　確かめよう！乱視の基礎 見直そう！乱視の診療	3,300 円	
	No. 84　眼科鑑別診断の勘どころ　増大号	5,500 円	
	No. 72　Brush up 眼感染症—診断と治療の温故知新—　増大号	5,500 円	
	No. 60　進化する OCT 活用術—基礎から最新まで—　増大号	5,500 円	
	No. 48　眼科における薬物療法パーフェクトガイド　増大号	5,500 円	
	その他号数 (号数と冊数をご記入ください)　No.		

○印	書籍・雑誌名	定価(税込)	冊数
	美容外科手術—合併症と対策—	22,000 円	
	ここからスタート！眼形成手術の基本手技	8,250 円	
	超アトラス 眼瞼手術—眼科・形成外科の考えるポイント—	10,780 円	
	PEPARS No. 171 眼瞼の手術アトラス—手術の流れが見える—　増大号	5,720 円	
	PEPARS No. 147 美容医療の安全管理とトラブルシューティング　増大号	5,720 円	

お名前	フリガナ　　　　　　　　　　　　　　　　　　　　　　　㊞	診療科
ご送付先	〒　　－　　　　　　　　　　　　　□自宅　　□お勤め先	
電話番号		□自宅　　□お勤め先

雑誌・書籍の申し込み合計 5,000 円以上のご注文は代金引換発送になります

—お問い合わせ先—
㈱全日本病院出版会営業部
電話　03(5689)5989

FAX　03(5689)8030

年　　月　　日

住 所 変 更 届 け

お 名 前	フリガナ
お客様番号	毎回お送りしています封筒のお名前の右上に印字されております8ケタの番号をご記入下さい。
新お届け先	〒　　　　　都道 　　　　　府県
新電話番号	（　　　　）
変更日付	年　　月　　日より　　　　　月号より
旧お届け先	〒

※ 年間購読を注文されております雑誌・書籍名に✓を付けて下さい。

- ☐ Monthly Book Orthopaedics（月刊誌）
- ☐ Monthly Book Derma.（月刊誌）
- ☐ 整形外科最小侵襲手術ジャーナル（季刊誌）
- ☐ Monthly Book Medical Rehabilitation（月刊誌）
- ☐ Monthly Book ENTONI（月刊誌）
- ☐ PEPARS（月刊誌）
- ☐ Monthly Book OCULISTA（月刊誌）

FAX 03-5689-8030

全日本病院出版会行

Monthly Book OCULISTA バックナンバー一覧

通常号 3,300 円(本体 3,000 円+税)　　増大号 5,500 円(本体 5,000 円+税)

各目次等の詳しい内容はホームページ(www.zenniti.com)をご覧ください.

編集主幹：村上　晶　順天堂大学教授
　　　　　高橋　浩　日本医科大学教授
　　　　　堀　裕一　東邦大学教授

No. 103　編集企画：
柏井眞理子　柏井医院院長

Monthly Book OCULISTA　No. 103

2021 年 10 月 15 日発行（毎月 15 日発行）
定価は表紙に表示してあります.
Printed in Japan

発行者　　末　定　広　光
発行所　　株式会社　全日本病院出版会
〒 113-0033 東京都文京区本郷 3 丁目 16 番 4 号 7 階
　　　　　電話 (03)5689-5989　Fax (03)5689-8030
　　　　　郵便振替口座 00160-9-58753
印刷・製本　三報社印刷株式会社　　電話 (03)3637-0005
広告取扱店　㈱メディカルブレーン　電話 (03)3814-5980

© ZEN・NIHONBYOIN・SHUPPANKAI, 2021